El poder invisible
de tus hormonas

Dra. Paloma Gil

El poder invisible de tus hormonas

AGUILAR

Papel certificado por el Forest Stewardship Council®

MIXTO
Papel | Apoyando la
silvicultura responsable
FSC
www.fsc.org   FSC® C117695

Penguin
Random House
Grupo Editorial

Primera edición: septiembre de 2025

© 2025, Paloma Gil
© 2025, Penguin Random House Grupo Editorial, S. A. U.
Travessera de Gràcia, 47-49. 08021 Barcelona

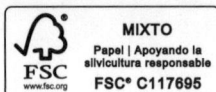

Printed in Spain – Impreso en España

ISBN: 978-84-03-52571-9
Depósito legal: B-12.001-2025

Compuesto en Mirakel Studio, S. L. U.

Impreso en Black Print CPI Ibérica
Sant Andreu de la Barca (Barcelona)

AG 2 5 7 1 9

*A mi familia, que generosamente ha cedido parte de nuestro
tiempo para que yo pudiera dedicárselo a este libro y,
desde que me conocen, a mi pasión por mi profesión.
A Antonio, mi marido, con quien sigo siendo hormonalmente
compatible a pesar de nuestra incompatibilidad de Rh.
A Cayetana, Manuela y Antonio Jr., que existen gracias
a nuestras hormonas —a las que tanto agradezco—,
porque sin ellos no podría vivir.
A mis padres, Javier y Encarnita,
que me dieron la vida y mucho más.
A quienes forman parte de mi vida, o yo de la suya.*

Índice

1
El mundo secreto de las hormonas

Las hormonas, esas grandes desconocidas

Lo primero que quiero transmitirte en este libro es algo muy sencillo y sin embargo muy importante: aunque hasta hace poco tiempo no se les haya dado mucha importancia en la divulgación, tienes que saber que las hormonas son fundamentales para el ser humano. Sin hormonas no hay vida. Tan simple como evidente.

A partir de aquí, quizá ahora ya seas consciente de su importancia y nos podamos plantear la primera cuestión: ¿sabemos realmente qué son las hormonas y cómo funcionan?

Si hacemos una búsqueda rápida en internet con las palabras «hormonas y salud», nos aparecen más de setenta y dos millones de resultados, lo que indica no solo que el tema interesa, sino que mucha gente habla de ellas. Y no es de extrañar, ya que las hormonas regulan cada detalle de nuestra vida desde antes de nuestro nacimiento. Producimos un gran número de hormonas cada día, y no siempre son las mismas ni en la misma cantidad, sino que sus valores cambian según nuestro momento vital. Conocerlas un poco más puede ayudarnos a comprender mejor nuestro cuerpo y los cambios físicos y mentales que ocurren a lo largo de nuestra vida y en nuestro día a día.

Hasta dónde los avances científicos nos lo permitan, en este libro vamos a hablar de las hormonas con rigor y con un lenguaje accesible para que este fascinante y, en gran parte desconocido, mundo de las hormonas, deje de ser un misterio y un secreto para ti. Para ello, lo primero que haremos es definir qué es una hormona.

El término hormona, proviene de un vocablo griego: hormein (ὁρμῶν), que significa excitar o estimular. Y, de hecho, la hormona es una sustancia química producida siempre por una glándula —la tiroides, los ovarios y otras tantas que te contaré después—, que actúa como mensajero, viajando a través del torrente sanguíneo para regular diversas funciones en el cuerpo. Las hormonas pueden excitar, inhibir o regular la actividad de diversos órganos o sistemas de órganos. Fue acuñado por primera vez en 1905 por un fisiólogo británico llamado Ernest Starling, que junto con su cuñado William Bayliss, descubrió la primera hormona conocida, la secretina[1], una hormona producida en el intestino delgado y que estimula la secreción de enzimas pancreáticas para facilitar la digestión.

En el cuerpo humano se producen cada segundo miles de millones de reacciones químicas y las hormonas son las

---

[1] Henriksen, J. H. y Muckadell, O. B. de. Secretin, its discovery, and the introduction of the hormone concept, *Scand J. Clin. Lab. Invest.*, octubre de 2000, 60(6): 463-471. doi: 10.1080/003655100448446. PMID: 11129062.

encargadas de coordinar muchas de ellas. Como veremos a lo largo de este libro, gracias a las hormonas vivimos, así que vamos a indagar un poco más en cómo funcionan.

Importancia de las hormonas en el funcionamiento del cuerpo humano

Imagina una orquesta en la que cada músico toca en perfecta armonía. Pues así es nuestro cuerpo, compuesto por millones de células interconectadas entre sí.

Las hormonas van de un lado a otro a través del torrente sanguíneo llevando mensajes vitales. Son algo así como un mensajero que reparte órdenes y recados. Sin estos mensajes nuestras células no sabrían qué hacer. Las hormonas les dicen a nuestras células cuándo dividirse, cuándo crecer, cuándo y cómo producir energía y hasta cuándo relajarse. Por ejemplo, la insulina, una hormona producida por el páncreas, es la encargada de que no te falte energía para realizar todas las actividades del día y para que tu cuerpo realice todas sus funciones. Su manera de actuar es la siguiente: gran parte de los alimentos que comes, tu cuerpo los transforma en azúcar, la glucosa, que circula por la sangre para repartirse por la mayoría de tus células. Pero las células no podrían introducir esa glucosa en nuestras células sin nuestra insulina. En este caso la hormona no solo es mensajera, sino que es transportadora. Digamos que es el coche en el que el azúcar viaja. Sin coche, la glucosa no puede entrar en la célula. Además, como hormona, no solo distribuye la glucosa por las células, sino que estimula su almacenamiento en tejidos como el músculo o el hígado y, si nuestro cuerpo no necesita más glucosa, facilita que la energía que sobra se acumule en forma de grasa. Sin insulina, los hidratos de carbono que produces tras digerir los alimentos circularían por tu sangre, ensuciando tus arterias y sin la posibilidad de entrar en tus células para darles la energía que necesitan. Por eso, las personas con diabetes, que no producen insulina, necesitan pincharse esta hormona cada vez que ingieren alimentos. De hecho, los niños que tienen una diabetes tipo 1 suelen diagnosticarse porque sus padres notan que tienen mucha hambre, un síntoma causado porque, aunque coman mucho, sin insulina, su cuerpo no recibe la energía de los alimentos. También tienen pérdida de peso, porque, al no poder meter el azúcar en las células, les faltan las calorías necesarias. Y mucha sed, porque su cuerpo nota que la sangre está demasiado «densa», ya que contiene mucha suciedad acumulada y pone en marcha los mecanismos para incitarles a beber más agua.

Ni que decir tiene que el descubrimiento de la insulina en Canadá en 1921 y su posterior uso en un niño de 14 años, cambió la vida y el pronóstico de los millones de pacientes que hay en el mundo con diabetes tipo 1.

Las hormonas también son las encargadas de responder adecuadamente ante el peligro y el estrés. Por ejemplo, el cortisol, liberado por las glándulas suprarrenales, te ayuda a enfrentarte con energía a cada nuevo día. Y un desequilibrio de esta hormona puede causar estragos, aumentando la ansiedad y reduciendo nuestro bienestar. Para comprobarlo solo tenemos que fijarnos en todas esas personas que viven con un estrés permanente en el trabajo y con sus niveles de cortisol por las nubes. El agotamiento físico y mental hace que se sientan «quemadas». Es lo que la ciencia ha definido como «síndrome de burnout» o «síndrome de desgaste profesional», que puede desencadenar enfermedades como depresión, ansiedad, hipertensión y problemas digestivos como gastritis, entre otros.

Además, las hormonas son las responsables de coordinar y facilitar eventos fundamentales en el desarrollo de las distintas etapas de nuestra vida, como la pubertad, el crecimiento, la libido, la fertilidad, el embarazo o el parto.

Fascinante, ¿no? Y esto es solo una muestra de lo que nuestras hormonas hacen por nosotros tan calladamente. Sin ellas no existiríamos ni seríamos como somos. Para conocerte y entender mejor tus estados de ánimo y tus cambios diarios y a lo largo de la vida, merece la pena que sigas leyendo para entenderlas mucho más a fondo.

CONOCE TUS HORMONAS: PRODUCES MÁS DE LAS QUE IMAGINAS

En consulta es frecuente que vengan pacientes pidiéndome que controle sus hormonas con un análisis de sangre para comprobar que todo está bien. ¡Ojalá fuera todo tan simple!

Nuestro organismo es tan complejo que, como les explico a mis pacientes, si no sabes lo que buscas, es difícil diagnosticar algo. Es importante basarse en síntomas y sospechas para saber qué hormonas pueden estar implicadas en un posible problema.

Recuerdo el día que, atendiendo a un niño por un problema hormonal, no pude dejar de fijarme en su padre, en el que se evidenciaban signos típicos de acromegalia o exceso de hormona del crecimiento. Y es que una de las características más típicas del exceso de esta hormona en la edad adulta son cambios en los huesos faciales, dando paso a la típica «facies acromegálica», de labios gruesos, mandíbula y frente anormalmente grandes y dientes muy espaciados. Al preguntarle por ello, me comentó que también había aumentado su talla de zapatos y que hacía tiempo que su anillo de casado ya no le cabía. El exceso continuo de esta hormona que conocemos como GH (por su nombre en inglés «growth hormone») había provocado otras alteraciones en su organismo y padecía desde hacía tiempo dolores articulares, dolores de cabeza (cefaleas) e incluso cambios en la visión. Estas alteraciones son típicas de esta enfermedad, pero el hombre pensaba que eran «achaques» de la edad. Pude tratarlo y comprobar que llevaba años con un pequeño tumor en su hipófisis que le había ido cambiando su fisonomía tan lentamente que nadie se había dado cuenta. Lo cual, como veremos, es más frecuente de lo que pensamos.

Tras confirmar el diagnóstico, la extirpación quirúrgica del adenoma y un tratamiento médico posterior mejoró la calidad de vida de esta persona, que a día de hoy sigue con un buen estado de salud

Como he comentado antes, para hacer un diagnóstico, es importante el llamado «ojo clínico», que te permite asociar signos y síntomas con enfermedades más frecuentes. Y un claro ejemplo de cómo algunos trastornos hormonales pueden pasar desapercibidos, incluso para los médicos más expertos, es el de un conocido endocrinólogo, experto en tumores hipofisarios, que fue mi profesor en la universidad, que también tuvo un tumor o adenoma hipofisario productor de GH. Sus rasgos faciales cambiaron con los años, pero ni él mismo pudo autodiagnosticarse. Fue un colega al que no veía desde hacía tiempo y con el que coincidió en un congreso, el que le comentó sus sospechas al darse cuenta de cómo se habían modificado sus rasgos faciales.

De hecho, como la hormona del crecimiento se puso tan de moda hace unos años por su hipotético efecto rejuvenecedor, mucha gente se excedió en su uso y empezaron a multiplicarse las personas, famosos incluidos, con ciertos «rasgos acromegálicos» en sus caras. El consumo de GH, como el de las hormonas en general, debe estar prescrito siempre por un médico para evitar los efectos colaterales. Aun así, el uso y abuso de las hormonas sigue estando a la orden del día, como veremos más adelante.[2]

Así se organizan tus hormonas

El mundo de las hormonas es mucho más amplio y complejo de lo que la gente piensa. Para que empieces a entender este curioso y secreto mundo, es importante conocer al menos los principales grupos de hormonas que circulan por nuestro cuerpo. No te asustes al ver tanta hormona, es solo para tu información. ¡No necesitas memorizarlas!

Cuando hablamos de hormonas, solemos hablar de ejes hormonales. Es la forma que tenemos de definir el sistema de comunicación entre las distintas glándulas endocrinas. Este

[2] Siebert, D. M. y Rao, A. L. The Use and Abuse of Human Growth Hormone in Sports, *Sports Health*, 2018, 10(5): 419-426. doi: 10.1177/1941738118782688.

sistema sigue una jerarquía en la que una glándula superior controla otra. Sería como el jefe que ordena hacer un trabajo, liberando una hormona. Una vez que esa tarea se ha ejecutado, la glándula superior o jefe recibe la señal de que se ha realizado y no manda más hormonas. Si, por lo que sea, la tarea no se ha llevado a cabo, la glándula superior o jefe seguirá enviando señales. La comunicación entre las glándulas es fundamental, ya que trabajando coordinadas y comunicándose continuamente, es como mantienen el equilibrio hormonal.

Este sistema de ejes garantiza que las hormonas se liberen en el momento adecuado y en la cantidad correcta para mantener el equilibrio y la salud del cuerpo. Por ejemplo, el eje hipotálamo-hipófisis-adrenal regula la respuesta al estrés, mientras que el eje hipotálamo-hipófisis-gonadal controla las hormonas sexuales y la reproducción.

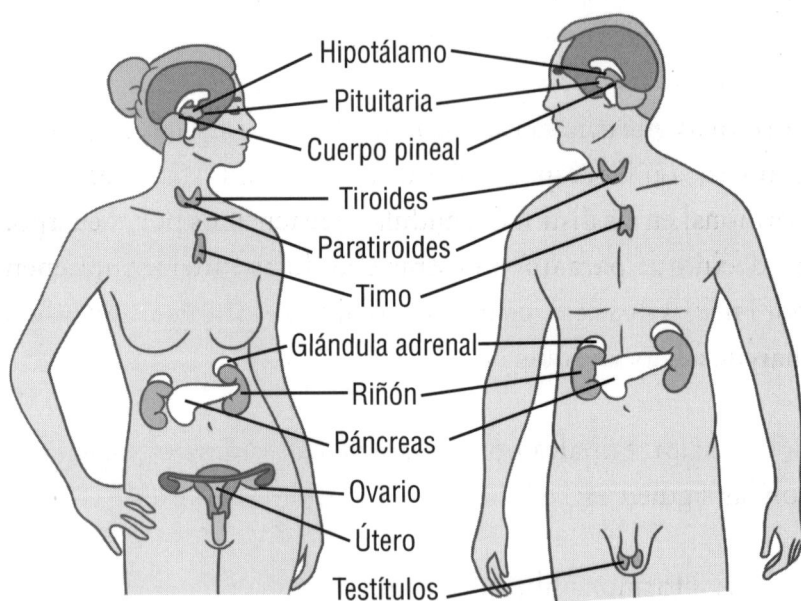

Hipotálamo
Pituitaria
Cuerpo pineal
Tiroides
Paratiroides
Timo
Glándula adrenal
Riñón
Páncreas
Ovario
Útero
Testítulos

El eje hipotálamo-hipófisis es el eje cerebral, el principal, ya que constituye el centro de mando desde el que el resto de los ejes van a ser dirigidos.

En el cerebro tenemos el hipotálamo y la hipófisis, dos áreas fundamentales para el control de gran parte de nuestras hormonas. Para que lo entiendas mejor, serían como dos centros neurálgicos desde los que se controla que nuestra producción hormonal funcione adecuadamente en el resto del cuerpo.

El hipotálamo, situado justo encima del tronco encefálico, está unido a la hipófisis por un tallo nervioso. Aunque tiene un tamaño similar al de una almendra, él solito puede regular varias funciones. Además de controlar la producción de hormonas de la hipófisis, controla la temperatura corporal, la regulación del apetito y la sed, el ciclo de sueño y vigilia, la respuesta al estrés y regula nuestras emociones.

El circuito es el siguiente: desde el hipotálamo se producen hormonas que estimulan o inhiben la fabricación de las hormonas que genera la hipófisis. Y las hormonas hipofisarias, a su vez, son las responsables de activar o inhibir la secreción hormonal en las distintas glándulas que tenemos por el cuerpo. Es decir, que para que nuestras glándulas funcionen, tienen por encima dos centros de control que se ocupan de que todo marche a la perfección.

Las principales hormonas liberadas por el hipotálamo son las siguientes:

1. Hormona liberadora de gonadotropina (GnRH)
   – Función: estimula la liberación de las gonadotropi-

nas, LH (hormona luteinizante) y FSH (hormona folículo estimulante) en la hipófisis anterior.
- Rol: es crucial para la regulación de la función reproductiva y sexual tanto en hombres como en mujeres.

2. Hormona liberadora de tirotropina (TRH)
- Función: estimula la liberación de TSH (hormona estimulante de la tiroides) en la hipófisis anterior.
- Rol: regula la producción de hormonas tiroideas (T3 y T4), es decir, son fundamentales para regular el metabolismo.

3. Hormona liberadora de corticotropina (CRH)
- Función: estimula la liberación de ACTH (hormona adrenocorticotrópica) en la hipófisis anterior.
- Rol: activa la producción de hormonas en las suprarrenales como cortisol, que regula el estrés, o aldosterona, que regula la presión arterial.

4. Hormona liberadora de hormona del crecimiento (GHRH)
- Función: estimula la liberación de GH (hormona del crecimiento) en la hipófisis anterior.
- Rol: promueve el crecimiento y la regeneración de tejidos.

5. Hormona inhibidora de la hormona del crecimiento (somatostatina)

- Función: inhibe la liberación de GH y TSH en la hipófisis anterior.
- Rol: regula el crecimiento y el metabolismo.

6. Hormona inhibidora de prolactina (dopamina)
   - Función: inhibe la liberación de prolactina en la hipófisis anterior.
   - Rol: controla la producción de leche en las glándulas mamarias.

Luego están otras hormonas que, aunque las produce el hipotálamo, son transportadas hasta la hipófisis posterior —de la que aún no te he hablado, pero que a continuación te contaré—, desde donde luego se liberan a la circulación sanguínea. Estas son:

1. Hormona antidiurética (ADH) o vasopresina
   - Función: regula el balance de agua en el cuerpo al aumentar la reabsorción de agua en los riñones.
   - Rol: mantiene la presión arterial y el volumen de líquidos corporales.

2. Oxitocina
   - Función: estimula las contracciones uterinas durante el parto y la liberación de leche durante la lactancia.
   - Rol: importante para el parto y la vinculación entre madre e hijo.

La hipófisis, también conocida como glándula pituitaria, ha sido una gran desconocida hasta finales del siglo xix. Aunque ya los primeros médicos y anatomistas, como Hipócrates y Galeno, estudiaron las glándulas del cerebro, no consiguieron entender bien sus funciones. Pensaban que tenían una función excretora, eliminando mucosidades del cerebro hacia la nariz. De hecho, el término «pituitaria» proviene del latín «pituita» que significa mucosidad. Y es que en la antigüedad se pensaba que los mocos provenían de la hipófisis o glándula pituitaria.

Hoy sabemos que la importancia real de esta glándula situada casi en el centro de nuestro cerebro es más destacada: desde ella se liberan hormonas fundamentales, como las dos que comentaba arriba, que se producen en el hipotálamo, y como las que voy a mencionar ahora, que se producen y se liberan allí, unas en su parte anterior y otras en la posterior.

Las hormonas de la adenohipófisis (hipófisis anterior) son:

1. Hormona del crecimiento (GH)
   – Función: estimula el crecimiento de huesos y tejidos, promueve la síntesis de proteínas y la lipólisis.
   – Rol: crucial para el desarrollo durante la infancia y la adolescencia.

2. Hormona estimulante de la tiroides (TSH)
   – Función: estimula la glándula tiroides para producir hormonas tiroideas (T3 y T4).
   – Rol: regula el metabolismo y la tasa metabólica basal. Son como las pilas de tu organismo.

3. Hormona adrenocorticotrópica (ACTH)
   – Función: estimula las glándulas suprarrenales para producir cortisol, aldosterona y hormonas sexuales como la dehidroepiandrosterona o DHEA.
   – Rol: ayuda en la respuesta al estrés, mantiene la presión arterial y regulan tu metabolismo y el deseo sexual.

4. Hormona luteinizante (LH)
   – Función:
     • En mujeres: desencadena la ovulación y estimula la producción de progesterona.
     • En hombres: estimula la producción de testosterona.
   – Rol: crucial para la función reproductiva, ya que potencian el deseo sexual y la implantación del embrión en la mujer.

5. Hormona folículo estimulante (FSH)
   – Función:
     • En mujeres: estimula el crecimiento de los folículos ováricos.
     • En hombres: promueve la producción de esperma.
   – Rol: importante para la reproducción y el desarrollo de gametos.

6. Prolactina (PRL)
   – Función: estimula la producción de leche en las glándulas mamarias posparto.

– Rol: esencial para la lactancia, ya que es la que ordena que las mujeres tengan leche para amamantar.

Las hormonas de la neurohipófisis (hipófisis posterior) son:

1. Hormona antidiurética (ADH) o vasopresina
   – Función: aumenta la reabsorción de agua en los riñones, reduciendo la cantidad de orina y ayudando a mantener la presión arterial y el volumen de líquidos corporales.
   – Rol: regula el balance de agua y la homeostasis de los líquidos.
2. Oxitocina
   – Función: estimula las contracciones uterinas durante el parto y la liberación de leche en la lactancia. También está implicada en la formación de vínculos afectivos.
   – Rol: importante para el parto, la lactancia y la vinculación social.

¿Te vas haciendo ya una idea de la diversidad de hormonas que circulan por tu cuerpo? Y no solo producimos muchas hormonas distintas, sino que estas varían a lo largo del día, de los meses y de los años. Y no solo el cerebro está implicado en su regulación. Hay otros muchos lugares implicados. Y lo más importante es que su correcto funcionamiento puede depender de nuestro estilo de vida, y por lo tanto, cómo nos cuidamos o cómo nos tratamos puede mejorar o empeorar nuestro equilibrio hormonal.

En los siguientes capítulos hablaremos del papel de las hormonas en distintos momentos y situaciones de tu vida. Verás cómo cuando los diferentes ejes hormonales funcionan en sintonía, todo marcha sobre ruedas.

CONSEJOS PARA EMPEZAR A ENTENDER TUS HORMONAS (Y TU SALUD)

1. Mi primer consejo es que leas este libro detenidamente, que no lo dejes. Al terminar tendrás una idea muy general y clara del universo hormonal y comprobarás que las hormonas influyen más de lo que crees en cómo te sientes. No es magia ni excusa: es ciencia. Las hormonas afectan tu energía, tu apetito, tu estado de ánimo, tu deseo sexual...

2. Si después de leer este libro piensas que puedes tener un problema hormonal, no vayas a Google, por favor. Acude a tu médico y cuéntale tus sospechas. Pide un análisis hormonal y descarta cualquier dolencia. Este libro nunca podrá suplir a un especialista.

3. Si eres una persona sana y este libro es para informarte y mantenerte saludable, estás en el camino correcto. Las hormonas manejan áreas clave de tu vida. Aprender sobre ellas es cuidarte. Tu salud física, mental, emocional y reproductiva está mediada por ellas. Este libro es una invitación a que las conozcas sin miedo, con curiosidad y con evidencia.

2
Hormonas y desarrollo humano

SER O NO SER: ROL DE LAS HORMONAS EN EL ÚTERO
MATERNO

Como ya te he advertido antes, las hormonas son fundamentales desde el primer momento de nuestras vidas, y en este capítulo te voy a explicar con todo lujo de detalles por qué es así.

A continuación te contaré el papel que tienen nuestras hormonas en cada etapa de nuestra formación como seres humanos, desde la concepción hasta el nacimiento.

Fase 1. Determinación genética

En el momento de la concepción se determina el sexo genético del embrión. Cada una de nuestras células contiene 46 cromosomas, organizados en 23 pares. Entre estos hay un par especial, conocido como los cromosomas sexuales, que son cruciales para determinar el sexo del individuo. Genéticamente, los embriones que están destinados a ser mujeres tienen dos cromosomas X (XX) mientras que los destinados a ser hombres tienen un cromosoma X y un cromosoma Y (XY).

El óvulo materno siempre aporta un cromosoma X. Cada óvulo producido por una mujer contiene un único cromosoma X. Sin embargo, los espermatozoides paternos pueden aportar un cromosoma X o un cromosoma Y. Así que los espermatozoides son los que finalmente determinan el sexo.

Desde hace años se investigan los factores que pueden influir en la determinación del sexo,[1] pero en la actualidad no hay ningún método garantizado o entendido para influir deliberadamente en ello. Se sabe que entre los millones de espermatozoides que compiten para fertilizar el óvulo, aquellos que llevan el cromosoma Y tienden a ser más rápidos, pero menos resistentes que los que portan el cromosoma X. Los espermatozoides con cromosomas Y son por lo general más pequeños y ágiles, lo que les da una ventaja en la carrera para llegar al óvulo. Sin embargo, los espermatozoides con cromosomas X son más resistentes y pueden sobrevivir más tiempo en el ambiente reproductivo femenino. Esta diferencia ha dado lugar a todo tipo de hipótesis, pero de momento la naturaleza compleja y multifacética de la reproducción humana hace que muchos factores trabajen juntos de una manera maravillosa y apenas comprendida por la ciencia, que

---

[1] West, L. y Grech, V. A systematic search of the factors that influence the sex ratio at birth, *Early Hum Dev.*, enero de 2020, 140: 104865. doi: 10.1016/j.earlhumdev.2019. 104865. Epub 2019 Sep 3. PMID: 31492548.

todavía no ha podido influir en esta ecuación azarosa de manera efectiva.

Todo esto te lo cuento porque, en el preciso momento en el que los dos cromosomas se unen, nuestras hormonas empiezan a funcionar.

Fase 2. Desarrollo gonadal

En las primeras semanas del embarazo, en torno a la 6 o la 7, ya se empiezan a formar los órganos sexuales del futuro bebé. En este periodo, las hormonas de la madre solo se ocupan de mantener el embarazo, pero del desarrollo del feto se encarga el propio bebé. En este momento el papel estelar lo tienen los cromosomas y la presencia o no del gen SRY.

El gen SRY solo está presente en los embriones masculinos o XY. Este gen activa la formación de los testículos, que son las gónadas masculinas. En los embriones femeninos o XX, la ausencia del gen SRY permite que los ovarios, es decir, las gónadas femeninas, se desarrollen.

Fase 3. Producción hormonal

A partir del segundo mes de embarazo las hormonas ya son las reinas de la pista. Entre las semanas 8 y 12 del embarazo, solo en el embrión XY o masculino, los testículos ya comienzan a producir la testosterona y la hormona antimülleriana (AMH). Estas dos hormonas van a ser las responsables de que se formen las estructuras reproductoras o sexuales internas masculinas y no femeninas.

Esto sucede así porque en las primeras semanas de la

gestación, los embriones sean del sexo que sean, poseen conductos de Müller y conductos de Wolff en su cavidad abdominal, es decir, tienen aún los conductos para ser chicas o chicos. Y es a partir de la semana 8 cuando en los embriones masculinos o XY la testosterona promueve el desarrollo de sus conductos de Wolff, que se convertirán en los conductos deferentes y las vesículas seminales, y la hormona AMH elimina los conductos müllerianos, responsables de formar en las mujeres las trompas de Falopio, el útero y la parte superior de la vagina. Así, las hormonas son las encargadas de desarrollar los conductos internos que darán lugar a nuestros aparatos reproductivos.

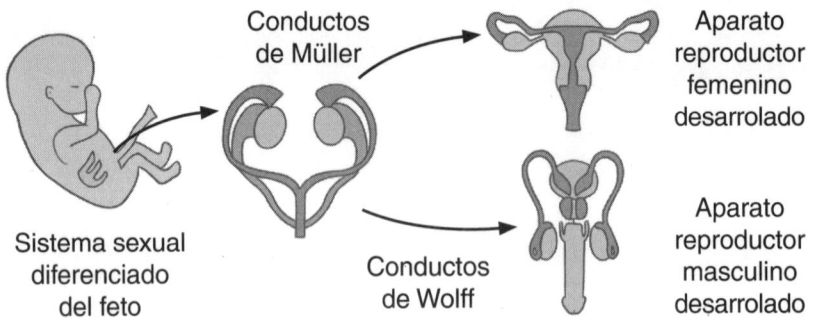

Conductos de Müller — Aparato reproductor femenino desarrolado

Sistema sexual diferenciado del feto

Conductos de Wolff — Aparato reproductor masculino desarrolado

Las mujeres, por su parte, también producen AMH en los ovarios desde la etapa perinatal, pero no en los mismos niveles, lo que hace que los conductos müllerianos se desarrollen en ellas. En el caso de las chicas, los niveles de AMH se incrementarán y serán de suma importancia en otra etapa muy posterior: la pubertad. De hecho, alcanzarán los niveles más altos entre los 20 y los 30 años, coincidiendo con la máxima reserva ovárica y la mayor cantidad de folículos maduros en los ovarios. Por eso los niveles de esta hormona se usan para diagnosticar trastornos ovulatorios y para medir la reserva ovárica en tratamientos de fertilidad. Pero eso te lo contaré más adelante.

Fase 4. Diferenciación sexual

Entre las semanas 12 y 20 del embarazo otra hormona, la testosterona, actúa de manera definitiva. Se convierte en di-hidrotestosterona (DHT) en los tejidos, lo cual es crucial para el desarrollo de los genitales externos masculinos (el pene y el escroto). Sin testosterona, los genitales externos, aun siendo masculinos, se formarían en una dirección feme-nina (clítoris y labios). Es decir, a pesar de tener un embrión masculino, la testosterona resulta esencial para el desarrollo del fenotipo o apariencia física masculina y es la responsa-ble de que se formen las estructuras internas y externas mas-culinas.

Sin la influencia de la testosterona, el feto, aunque in-ternamente masculino, desarrollaría características femeninas. Esto es lo que les sucede a los bebés que son resistentes o insensibles a la testosterona, que a pesar de tener un sexo ge-nético masculino (XY), al nacer se les asigna el género feme-nino. Sus genitales externos son femeninos y crecen y viven como niñas. Estas personas tienen el síndrome de Morris o síndrome de insensibilidad a los andrógenos, que afecta a 1 de cada 20.000 a 60.000 recién nacidos. Cuando estas personas tienen una total insensibilidad a la hormona, su aspecto (fenotipo) es completamente femenino, con ausencia o poco vello corporal, con desarrollo mamario y genitales externos femeninos, ya que sus testículos internos producen testosterona, pero no reaccionan a ella. Por otro lado, al ser genéticamente XY, carecen de órganos reproductivos femeninos internos (como el útero y las trompas de Falopio), ya que la AMH inhibe su formación. En muchos casos, la condición no se diagnostica hasta la adolescencia, cuando no se presenta la menstruación (amenorrea primaria) debido a la ausencia de órganos reproductivos internos femeninos.

La mayoría de estas personas, a pesar de tener unos genes masculinos, han crecido y vivido como mujeres, así que por lo general se identifican con el género femenino y siguen viviendo así, aunque ha habido algún caso de cambio de identidad.

ROL DE LAS HORMONAS EN EL CRECIMIENTO, DESARROLLO Y COMPORTAMIENTO DURANTE LA INFANCIA Y ADOLESCENCIA

Las hormonas no solo se encargan de nuestros primeros momentos de vida, sino que desempeñan un papel integral en la evolución, desarrollo y comportamiento durante la infancia y la adolescencia. Su influencia abarca desde el crecimiento físico y la maduración sexual hasta el impacto en la conducta y las emociones.

Veamos entonces qué hormonas tienen responsabilidades durante estas etapas críticas del desarrollo.

Crecimiento físico

• Hormona del crecimiento (GH)

Esta hormona, secretada por hipófisis, estimula el crecimiento de los huesos y tejidos, promoviendo el aumento de altura y el desarrollo muscular. Es decir, durante toda nuestra infancia crecemos gracias a la hormona del crecimiento. Las hormonas sexuales masculinas y femeninas no contribuyen sustancialmente al crecimiento hasta un poco antes de la pubertad.

El crecimiento se produce a distintos ritmos durante la infancia y la adolescencia. En los primeros 4 años de vida crecemos bastante, unos 15 cm al año. Este crecimiento se reduce a unos 5-6 cm al año a partir de los 4 años y ya se mantiene constante a lo largo de toda la infancia. Pero, eso sí, volvemos a crecer más en la pubertad. Es lo que se conoce familiarmente como «el estirón» que difiere de una persona a otra, pudiendo alcanzar de nuevo picos de hasta 15 cm al año, como en los primeros años de vida.

Es increíble lo resistente y uniforme que es el crecimiento en los niños en general, de manera que resulta fácil predecir de forma bastante aproximada cuál va a ser la estatura final de un niño o una niña, si no surge algún problema importante de salud, ya a partir de los 4-5 años. Un niño que deja de crecer lo hace siempre por alguna razón, que debe ser diagnosticada y tratada a tiempo.

A lo largo de mi carrera he visto bastantes casos de niños y niñas con retraso de crecimiento no diagnosticados en los que, a pesar de tener tallas anormalmente bajas, se confió en un «estirón» final, que ni llegó ni fue suficiente. Por ello, ante la sospecha de que tu hijo o hija no crecen de manera adecuada, te aconsejo que acudas a tu pediatra para que compruebe que sus percentiles de crecimiento no son anormalmente bajos. Estos percentiles son tablas estadísticas, usadas en consulta para evaluar tanto la velocidad de crecimiento como la altura del niño o de la niña comparados con otros de la misma edad. Generalmente los pacientes con percentiles menores de 10 deberían ser al menos valorados por un profesional.

El crecimiento lineal acaba cuando nuestros huesos se sueldan definitivamente, en torno a los 13 o los 14 años en las chicas y entre los 16 y los 17 en los chicos. En la edad adulta producimos mucha menos GH, aunque sigue siendo importante para mantener nuestros músculos, reducir la acumulación de grasa y mantener una adecuada composición corporal. Sin embargo, un exceso de GH en la edad adulta, al estar los huesos ya soldados, no hace que crezcamos más, pero sí puede producir trastornos en las estructuras óseas que dan la característica facies de acromegalia y problemas articulares que se visibilizan a lo largo de los años, como ya he comentado en el capítulo 1. Recuerdo el revuelo que se organizó en 2009 cuando la prensa publicó el caso de una señora diagnosticada en un autobús de un posible tumor cerebral por una médica con la que coincidió y que le sugirió que se hiciera una analítica de sangre. La paciente estaba bien agradecida por la suerte que tuvo de toparse con esta profesional.

• **Hormonas tiroideas (T3 y T4):** son dos hormonas producidas por la glándula tiroides que regulan el metabolismo basal, es decir, la energía que necesitas para vivir, y son cruciales para el crecimiento y desarrollo normales de cualquier persona. Un déficit en hormonas tiroideas durante la infancia y/o el embarazo puede llevar a tener un crecimiento retardado y a problemas de desarrollo cognitivo.

Desarrollo sexual

Durante la pubertad son las hormonas sexuales las que toman la palabra y desempeñan un papel crucial en el desarrollo de los primeros signos de la adolescencia en ambos sexos. Aunque comúnmente se asocia el estrógeno con las niñas y la testosterona con los niños, es importante entender que tanto niños como niñas producen todas estas hormonas, aunque en diferentes proporciones, y que cada una tiene funciones específicas en el desarrollo sexual.

• **Estrógenos, progesterona y testosterona**
A medida que la pubertad se inicia, tanto en niños como en niñas, la glándula pituitaria o hipófisis libera dos hormonas: la FSH (hormona folículo estimulante) y la LH (hormona luteinizante). Estas hormonas son como un «despertador» que activa los ovarios en las niñas y los testículos en los niños, que hasta ese momento estaban prácticamente inactivos.

En las niñas, los ovarios responden aumentando la producción de estrógenos, progesterona y, en menor cantidad, testosterona. Los estrógenos y la progesterona son los responsables del crecimiento de los senos, la aparición de la menstruación y la distribución de la grasa corporal en las caderas y muslos. Aunque en menores cantidades, la testosterona también está presente, y es la que contribuye al desarrollo del vello púbico y axilar, así como en la regulación del deseo sexual. A estos cambios los denominamos caracteres sexuales secundarios.

En los niños, los testículos aumentan su producción de testosterona en respuesta a la FSH y LH. La testosterona es la principal responsable del desarrollo de características sexuales secundarias masculinas, como el crecimiento del vello facial y corporal, el aumento de la masa muscular, el engrosamiento de la voz y el desarrollo del deseo sexual. Por otro lado, los niños también producen estrógenos, aunque en cantidades mucho menores, y ellos son los encargados de mantener el equilibrio hormonal y de la salud ósea. En cuanto a la progesterona, los niños la producen también en pequeñas cantidades, principalmente en las glándulas suprarrenales, pero su papel es menos significativo en comparación con su función en las niñas, como veremos más adelante.

Comportamiento y emociones

Además de los cambios físicos, las hormonas tienen un impacto significativo en el comportamiento, tanto en la infancia como en la adolescencia. Durante la infancia aseguran un desarrollo emocional y cognitivo adecuado, mientras que en la adolescencia son responsables de muchos de los cambios emocionales, sociales y de comportamiento que caracterizan este periodo. Entender el papel de las hormonas en estas etapas de la vida es clave para apoyar a los jóvenes en su desarrollo y ayudarlos a convertirse en adultos seguros de sí mismos y sanos. Las principales responsables de esta parte emocional y conductual son:

• Hormonas sexuales

El aumento durante la pubertad de los niveles sanguíneos de estas hormonas es, en gran parte, el responsable de los cambios de actitud y de las emociones que experimentamos a lo largo de la adolescencia. El aumento de las hormonas sexuales en nuestro cuerpo produce cambios en el estado de ánimo, que induce a ese comportamiento, a veces tan beligerante, típico de la adolescencia.

Las hormonas sexuales revolucionan la forma de actuar de los adolescentes. Quién no recuerda esa época en la que cualquier cosa despierta tus emociones. Aumenta la impulsividad y cambian tus intereses, no solo sociales, sino también sexuales, que aparecen con una intensidad que el adolescente desconoce hasta ese momento y que constituyen uno de los elementos más difíciles de asimilar emocionalmente.

La adolescencia es un periodo crucial en el desarrollo de la persona y una época en la que los jóvenes son especialmente vulnerables al sufrimiento y a las enfermedades. Es habitual que durante esta etapa surjan ciertas enfermedades mentales o que pacientes adolescentes con tratamientos crónicos los descuiden como una forma de rebelión o negación de la enfermedad. Esto pasa mucho, por ejemplo, en los pacientes que trato con diabetes tipo 1, que empiezan a comer peor, olvidan sus dosis de insulina o no controlan sus niveles de azúcar en sangre. Por eso es fundamental empatizar con ellos en este periodo para conseguir motivarlos y obtener los mejores resultados, evitando que pongan en riesgo su salud.

• Cortisol y respuesta al estrés

El cortisol es la hormona que regula la respuesta al estrés de cualquier tipo y puede influir en el comportamiento de los niños y adolescentes, por ser edades en las que somos más vulnerables a cualquier factor estresante. Los niveles elevados de cortisol durante periodos prolongados de tiempo pueden afectar de forma negativa el desarrollo emocional y cognitivo de las personas, y están asociados con trastornos de ansiedad y depresión.[2] Por ello, como sociedad, es importante que intentemos proteger a nuestros menores en la medida de lo posible de situaciones dramáticas y conflictos que afectan a su salud física y emocional.

• Melatonina

La melatonina es una hormona bastante famosa por ser un medicamento muy extendido para personas con problemas de sueño, pero normalmente la producimos nosotros mismos. La fabrica la glándula pineal, que está en epitálamo, cerca del centro del cerebro, y que regula los ciclos de sueño y vigilia a lo largo de nuestra vida. Durante la adolescencia los niveles de melatonina pueden cambiar, afectando los patrones de sueño que se tenían hasta entonces. Esto suele traducirse en esa tendencia de los adolescentes a irse a dormir más tarde.

Todavía no hay suficiente evidencia sobre la utilidad de tratar a niños y adolescentes con melatonina en los casos, cada

---

[2] Zajkowska, Z., Gullett, N., Walsh, A., Zonca, V., Pedersen, G. A., Souza, L., Kieling, C., Fisher, H. L., Kohrt, B. A. y Mondelli, V. Cortisol and development of depression in adolescence and young adulthood - a systematic review and meta-analysis. *Psychoneuroendocrinology*, febrero de 2022, 136: 105625. doi: 10.1016/j.psyneuen.2021.105625. Epub 2021 Dec 8. PMID: 34920399; PMCID: PMC8783058.

vez más frecuentes, en los que se detectan alteraciones del sueño,[3] aunque, como decíamos arriba, en adultos se suplementa con bastante asiduidad.

GÉNEROS Y HORMONAS: QUÉ NOS UNE Y QUÉ NOS DIFERENCIA

Aunque hombres y mujeres parezcamos diversos y tengamos órganos sexuales distintos, todos partimos de un mismo origen, como hemos visto ya en páginas anteriores. Los genitales masculinos y femeninos se desarrollan a partir de estructuras embrionarias comunes, y es la influencia de las hormonas lo que guía la diferenciación en uno u otro sentido.

Si hacemos un poco más de zoom en esta etapa de formación, veremos con mucha claridad qué nos une y qué nos diferencia en este ámbito y, por supuesto, en el hormonal, que es el protagonista de este libro.

Origen común de los órganos sexuales

Durante las primeras semanas de gestación, todos los embriones tienen la capacidad de desarrollar estructuras genitales tanto masculinas como femeninas y, dependiendo de la influencia hormonal, se desarrollarán en órganos sexuales masculinos o femeninos.

---

[3] Domínguez León, V., Flores Méndez, B. y Coronel Rodríguez, C. Melatonin in sleep disorders. Comparison of different products and literature review, *Rev. Pediatr. Aten. Primaria*, 2024, 26: 23-34. <https://doi.org/10.60147/45efa623>.

Indiferenciado

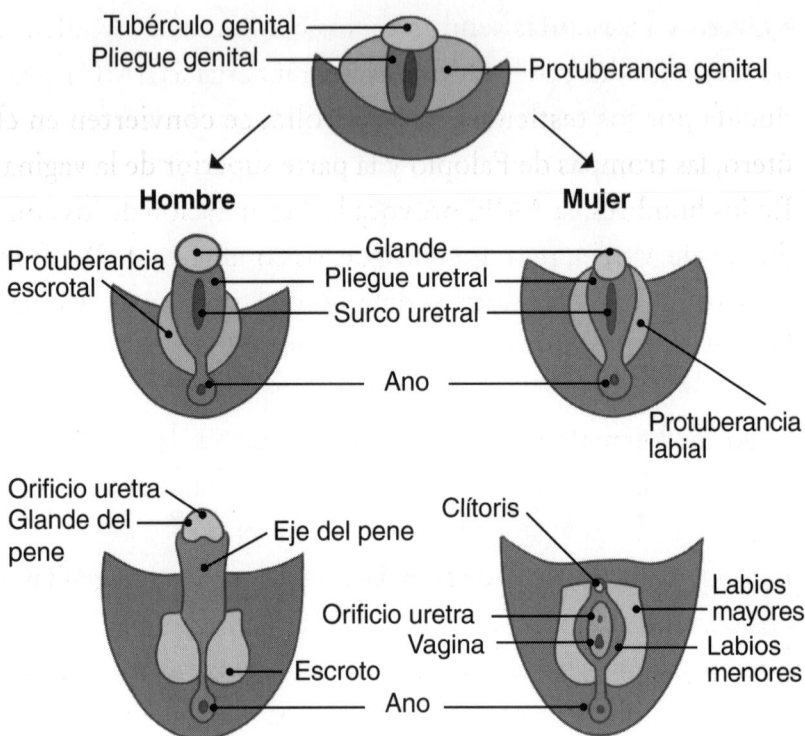

Tubérculo genital
Pliegue genital
Protuberancia genital

Hombre　　　　　　　　　　**Mujer**

Protuberancia escrotal
Glande
Pliegue uretral
Surco uretral
Ano
Protuberancia labial

Orificio uretra
Glande del pene
Eje del pene
Clítoris
Orificio uretra
Vagina
Escroto
Ano
Labios mayores
Labios menores

• **Pene vs. clítoris**: en los primeros estadios del desarrollo, el tubérculo genital es una estructura indiferenciada, pero cuando actúa la testosterona, esta estructura se alarga y se convierte en el pene en los embriones masculinos. Sin embargo, en ausencia de altos niveles de testosterona, el tubérculo genital se convierte en el clítoris en los embriones femeninos.

• **Escroto vs. labios mayores**: estos pliegues pueden desarrollarse en distintas estructuras dependiendo de la acción hormonal. En los embriones masculinos, bajo la influencia de la testosterona, se fusionan para formar el escroto. En los embriones femeninos, estos pliegues se convierten en los labios mayores de la vulva.

• **Útero vs. vesículas seminales:** los conductos de Müller, si no son inhibidos por la Hormona antimülleriana (AMH), producida por los testículos en desarrollo, se convierten en el útero, las trompas de Falopio y la parte superior de la vagina. En los hombres, la AMH provoca la degeneración de los conductos de Müller, permitiendo que los conductos de Wolff se desarrollen en los conductos deferentes, las vesículas seminales y el epidídimo.

Casos de hermafroditismo y condiciones intersexuales

Entender el proceso de diferenciación de los órganos genitales nos permite comprender mejor los diferentes trastornos de la diferenciación sexual. Porque el desarrollo sexual no siempre sigue un camino binario. En algunos casos, el equilibrio hormonal durante el desarrollo embrionario puede llevar a la formación de características sexuales ambiguas o mixtas, conocidas como condiciones intersexuales o hermafroditismo.

La determinación del sexo genético o cromosómico puede no coincidir con el sexo gonadal si hay alteraciones hormonales. Este es el caso de bebés que nacen con genitales ambiguos y cuyo sexo fenotípico es difícil de determinar.

Como veremos más adelante, el sexo genético puede no coincidir con el sexo que se le asigna a una persona en el nacimiento, ya que como te contaba brevemente antes, en casos de insensibilidad a los andrógenos, un bebé XY puede nacer con genitales externos femeninos o bebés con genes XX pueden nacer con hipertrofia de clítoris y confundirse con un micropene.

A grandes rasgos podemos clasificar estos trastornos en:

• **Hermafroditismo verdadero**: en casos extremadamente raros, por alteraciones de los cromosomas o por mutaciones genéticas, una persona puede tener tejido ovárico y testicular. Esto llevará a la presencia de órganos sexuales tanto masculinos como femeninos.
• **Pseudohermafroditismo**: es más común y ocurre cuando una persona tiene el tipo de gónada correspondiente a su sexo cromosómico (testículos en un XY u ovarios en un XX), pero presenta características genitales externas que no corresponden típicamente a su sexo cromosómico debido a una diferencia en la producción o sensibilidad a las hormonas sexuales.
• **Síndrome de insensibilidad a los andrógenos (SIA)**: en esta condición, una persona genéticamente masculina (XY) tiene insensibilidad a la testosterona, lo que desemboca en el desarrollo de características sexuales externas femeninas.

Los trastornos de la diferenciación sexual son muy diversos y han llamado la atención de la población en general y de los medios de comunicación, que no siempre han sabido respetar la intimidad y la privacidad de quienes los padece. Hoy en día sabemos que el género de cada persona depende de muchos factores y que no en todos los casos coincide con el sexo genético ni con el sexo fenotípico, que es el que define nuestra apariencia externa.

Las diferencias hormonales marcan las trayectorias hacia lo que reconocemos como masculino o femenino, pero la biología humana es diversa y compleja, permitiendo una amplia gama de variaciones en el desarrollo sexual. Estas variaciones, que incluyen condiciones intersexuales, nos recuerdan que la naturaleza no siempre se ajusta a categorías estrictamente binarias, sino que existe todo un espectro de posibilidades en el desarrollo humano. El reconocimiento de esta complejidad es fundamental para entender y respetar la diversidad humana, permitiendo que cada persona viva de acuerdo con su identidad de género, más allá de las categorías tradicionales de hombre y mujer. Es importante comprender esto para entender y aceptar todas las expresiones de género en nuestra sociedad.

CONSEJOS PARA ENTENDER Y ACOMPAÑAR EL DESARROLLO HORMONAL

1. Integra en tu mente y comprende que tus hormonas te moldean desde antes de nacer. El desarrollo sexual y físico comienza en el útero, y depende directamente de la acción (o ausencia) de ciertas hormonas, como la testosterona o la hormona antimülleriana. Es una buena lección de la biología que te enseñará a respetar la diversidad corporal desde el origen y a comprenderte a ti.

2. Es importante observar a las personas en edad de crecimiento y desarrollo sin obsesionarse. Si tienes un niño o niña que deja de crecer o cambia su comportamiento de forma abrupta, puede haber detrás un problema hormonal. El cuerpo siempre avisa: escucha sus señales y consulta sin miedo.

3. La adolescencia no es solo una etapa de cambios, es un torbellino hormonal. Si tienes adolescentes en casa, debes saber que los altibajos emocionales, las nuevas conductas y los retos del sueño en la adolescencia no son casualidad: son reflejo de un sistema hormonal en plena transformación. Acompañarlos sin juzgar y con empatía puede marcar la diferencia.

3
Hormonas sexuales

¿LAS HORMONAS SEXUALES NOS DEFINEN?

Las hormonas sexuales, como la testosterona, los estrógenos
y la progesterona, desempeñan un papel crucial en moldear
no solo nuestras características físicas, sino también nuestro
comportamiento y emociones. Aunque no son los únicos factores que nos definen como personas, su influencia en el comportamiento masculino y femenino es significativa y está res-
paldada por una extensa investigación científica.

Aunque siempre se han relacionado las hormonas con
los cambios emocionales en la mujer, las hormonas fluctúan
y ejercen efectos en nuestra mente y en nuestro cuerpo, seamos del sexo que seamos. Es decir, aunque solo nosotras tengamos la fama, también el estado emocional de los hombres
está influido por sus altibajos hormonales.

Testosterona

La testosterona es la hormona sexual predominante en los hombres y se asocia con una serie de comportamientos que históricamente se han considerado masculinos, como la agresividad, la competitividad y el aumento de la libido o deseo sexual. Los estudios realizados en hombres con niveles de testosterona bajos, o por su edad o por causa de alguna enfermedad, han demostrado su importancia en la salud sexual, física y mental. Aquellos hombres con valores de testosterona menores tenían más probabilidad de padecer disfunción eréctil, disminución de la libido, más fatiga, menor capacidad para desarrollar actividad física vigorosa y más predisposición a padecer depresión.[1]

Hay muchas investigaciones a propósito de los niveles de testosterona y su relación con la competitividad, por ejemplo. Una muy curiosa en la que se analizaron los valores de testosterona en 183 hombres antes y después de conocer el resultado de las elecciones presidenciales de 2008 en Estados Unidos. Los valores de testosterona bajaron en aquellos votantes de John McCain o de Robert Barr, que perdieron las elecciones, y se mantuvieron estables en los que votaron a Barack Obama, que fue el ganador. Estos resultados sugieren que los votantes masculinos tuvieron una respuesta hormonal similar a la que tendrían compitiendo directamente con otras personas para ganar poder e influencia.[2] Sin embargo, estudios en competiciones

---

[1] Wu, F. C. W., Tajar, A., Beynon, J. M., *et al.* Identification of late-onset hypogonadism in middle-aged and elderly men, *N. Engl. J. Med.*, 2010, 363: 123-135.

[2] Stanton, S. J., Beehner, J. C., Saini, E. K., Kuhn, C. M. y Labar, K. S. Dominance, politics, and physiology: voters' testosterone changes on the night of the 2008 United States presidential election. *PLoS One*, 21 de octubre de 2009, 4(10): e7543. doi: 10.1371/journal.pone.0007543. PMID: 19844583; PMCID: PMC2760760.

deportivas realizados tanto en hombres como en mujeres, no establecen una relación clara entre niveles de testosterona y victoria o derrota. En algunos casos los niveles de testosterona aumentan en los ganadores y en otros no.[3]

Mucho más polémica es la relación entre testosterona y agresividad, y ha sido también objeto de numerosos estudios, tanto en humanos como en el mundo animal. Si bien la testosterona se asocia a menudo con un aumento en los comportamientos agresivos, la relación no es así de simple ni directa, y está influenciada por toda una variedad de factores contextuales y sociales. Es cierto que se han detectado niveles elevados de testosterona en sujetos con comportamientos violentos y con conductas antisociales.[4] La acción de la testosterona en el cerebro se inicia ya en la etapa embrionaria, aumentando los receptores de genes relacionados con la agresividad y la impulsividad. Pero tanto la agresividad como la impulsividad son a su vez controladas en el cerebro por otras hormonas como la serotonina y el cortisol, así que claramente los niveles de testosterona no definen por sí solos el comportamiento de ningún ser humano, no son excusa para conductas que tienen mucho más que ver con otros factores externos.

La testosterona también es fundamental para el mantenimiento del deseo sexual en los hombres y en las mujeres,

---

[3] Oxford, J. K., Tiedtke, J. M., Ossmann, A., Özbe, D. y Schultheiss, O. C. Endocrine and aggressive responses to competition are moderated by contest outcome, gender, individual versus team competition, and implicit motives, *PLoS One*, 27 de julio de 2017, 12(7): e0181610. doi: 10.1371/journal.pone.0181610. PMID: 28750061; PMCID: PMC5531467.

[4] Batrinos, M. L. Testosterone and aggressive behavior in man. *Int. J. Endocrinol. Metab.*, verano 2012, 10(3): 563-568. doi: 10.5812/ijem.3661. Epub 2012 Jun 30. PMID: 23843821; PMCID: PMC3693622.

aunque en las mujeres sus niveles son significativamente más bajos que en los hombres. Por ello, los niveles más altos de testosterona suelen correlacionarse con un mayor deseo sexual y mayor frecuencia de pensamientos relacionados con la actividad sexual en ambos sexos.

En el caso de la mujer, aunque la testosterona es importante, la libido femenina también está influenciada por otras hormonas como los estrógenos y la progesterona, que fluctúan a lo largo del ciclo menstrual. Este equilibrio hormonal es clave para el bienestar sexual general, como veremos a continuación.

Estrógenos

Los estrógenos son un grupo de hormonas sexuales fundamentales en la mujer. Hoy sabemos que su papel no es solo promover la feminización y permitir la fertilidad. Los estrógenos no actúan solo en los órganos reproductivos (ovarios, útero y mamas), sino que tienen importancia en el funcionamiento del cerebro, del corazón, de los huesos, de la piel, del sistema inmunológico, del hígado, de los pulmones o de los músculos. Encontramos receptores de estrógenos en todos estos tejidos, por lo que los estrógenos influyen en nuestra memoria, nuestro humor, en la regulación cardiovascular y en nuestra densidad ósea, entre otras muchas cosas.

Los estrógenos estimulan la producción de óxido nítrico —un potente vasodilatador—, lo que mejora el flujo de sangre por nuestras arterias y nuestra presión arterial. Además, los estrógenos previenen la formación de placas de ateroma que provocan la aterosclerosis, responsable de enfermedades vasculares tan frecuentes como el infarto o la angina de pecho.

El hueso es un órgano dinámico que se remodela continuamente. El equilibrio entre la pérdida de hueso y la formación de tejido nuevo es fundamental, y los estrógenos lo facilitan inhibiendo la reabsorción ósea. Es decir, por un lado protegen al hueso de la pérdida de densidad al inhibir la acción de las células encargadas de «destruir» hueso para obtener calcio, las llamadas osteoclastos. Y por otro lado fomentan la formación de hueso mediante la estimulación de los osteoblastos, los encargados de formar nuevo tejido óseo. Además, ayudan a mejorar la absorción intestinal de calcio y a reducir su pérdida por los riñones.

Los estrógenos mantienen también la elasticidad de la piel, promoviendo la formación de colágeno y de ácido hialurónico. Además están involucrados en la cicatrización y regeneración de heridas.

Otra función crucial de los estrógenos es la modulación de nuestro sistema de defensa o inmunológico, ya que actúan sobre diversas células que nos protegen de agentes externos nocivos, como son los linfocitos, las citoquinas o los macrófagos. Un desequilibrio de estas interacciones podría explicar que ciertas enfermedades autoinmunes sean más prevalentes en mujeres que en hombres.

Hoy se sabe que los estrógenos, además, aumentan la neuroplasticidad, es decir, la capacidad del cerebro para adaptarse y aprender. Por ello, las mujeres, al principio de su ciclo menstrual, cuando los niveles de estrógeno están más elevados, tienden a experimentar una mayor claridad mental, optimismo y energía. Este es un momento en el que la capacidad cognitiva y el rendimiento social están en su punto más alto. Los estrógenos actúan en el cerebro, particularmente en áreas relacionadas con el estado de ánimo y las emociones, como la amígdala y la corteza prefrontal. Los niveles adecuados de estrógenos ayudan a regular el bienestar emocional, promoviendo un mayor equilibrio del estado de ánimo y la capacidad de gestionar el estrés.

Con respecto a la libido, los estrógenos son esenciales para mantener la lubricación vaginal, la sensibilidad y la salud de los tejidos vaginales, lo que a su vez afecta la experiencia sexual, y por lo tanto al deseo.

Por eso, como veremos más adelante, la falta de estrógenos puede afectar a casi cualquier órgano. En las mujeres en menopausia, aumenta el riesgo cardiovascular, se acelera la pérdida de densidad ósea y de masa muscular, hay pérdida de elasticidad en las mucosas y cambios en el estado de ánimo y la memoria, entre otros.

Aunque los estrógenos están presentes en niveles más bajos en los hombres, también tienen un papel importante en la regulación de ciertos aspectos del comportamiento. Los niveles muy bajos de estrógenos se han relacionado con mayor irritabilidad y ansiedad. También están implicados en el comportamiento prosocial, como la empatía y la conexión emocional. Los hombres con niveles saludables de estrógenos tienden a mostrar más empatía y una mayor capacidad para formar lazos sociales.

Por último y no menos importante, los estrógenos también tienen un efecto protector en el cerebro de hombres y mujeres, mejorando la memoria y el rendimiento cognitivo. La disminución de estrógenos que se produce en la menopausia y en algunos hombres con la edad puede estar vinculada a problemas cognitivos y pérdida de memoria.

Progesterona

La progesterona en las mujeres es la que gobierna en la segunda mitad del ciclo, y, a diferencia de los estrógenos, que llevan a la mujer a estar excitada y despierta, esta promueve un estado de introspección y calma.

Aunque se la ha vinculado con síntomas premenstruales, como la fatiga o la sensibilidad emocional, esta hormona y sus metabolitos, también desempeñan un papel crucial en la regulación de los neurotransmisores, como el GABA, que nos ayudan a relajarnos.[5]

En cuanto a su función en el hombre, algunos estudios sugieren, como ya he explicado antes, que la progesterona actúa en ellos como un modulador del comportamiento impulsivo, reduciendo la agresividad y los comportamientos de riesgo. Esto se debe a que la progesterona aumenta la actividad de estos receptores GABA en el cerebro de los que hablábamos, que potencian la inhibición neuronal y el control emocional.

CICLO MENSTRUAL: EL TIOVIVO HORMONAL

Por si no lo sabías, te diré que las mujeres al nacer tenemos de uno a dos millones de óvulos, que están almacenados en estructuras llamadas folículos dentro de nuestros ovarios. Los folículos son como pequeños sacos que rodean y protegen a cada uno de nuestros óvulos. Su función es nutrir y preparar el óvulo para

---

[5] Gilfarb, R. A. y Leuner, B. GABA System Modifications During Periods of Hormonal Flux Across the Female Lifespan, *Front Behav. Neurosci*, 16 de junio de 2022, 16: 802530. doi: 10.3389/fnbeh.2022.802530. PMID: 35783228; PMCID: PMC9245048.

la ovulación. Estos óvulos se encuentran en una fase temprana de su desarrollo y permanecen inactivos hasta la pubertad. A lo largo de la vida reproductiva muchos de estos óvulos se degeneran. Solo alrededor de cuatrocientos serán utilizados u ovulados. Una vez agotada la reserva ovárica, los ovarios dejarán de producir estrógeno y comienza la menopausia.

Pero volvamos al principio. A partir de la menarquia, que es como se denomina a la primera regla, las mujeres empezamos a tener cada mes nuestro ciclo menstrual, un verdadero tiovivo hormonal que afecta a las mujeres a nivel fisiológico, emocional y conductual en gran parte de la vida. Vivimos cada mes con fluctuaciones hormonales, que no solo preparan al cuerpo para un posible embarazo, lo busquemos o no, sino que también influyen en nuestro estado de ánimo, en nuestra energía y en la manera en que nos relacionamos con los demás.

Este ciclo continuo, cuando es comprendido y respetado, revela el poder y la complejidad de nuestro cuerpo y de nuestras hormonas, que, por supuesto, dirigen estos procesos con precisión y cuidado.

Para entender mejor este viaje cíclico de las mujeres, tenemos que dividirlo en distintas fases. La duración de cada fase es aproximada, ya que varía de unas mujeres a otras e incluso de unos meses a otros.

Fase 1. Fase folicular (días 1-14)

Tras el periodo menstrual, es decir, después de los días de sangrado, el cuerpo se prepara para el siguiente ciclo ovulatorio. Durante esta fase, la hormona folículo estimulante (FSH), producida por la glándula hipofisaria en el cerebro, aumenta.

La FSH estimula los ovarios para que maduren varios folículos, todos los cuales contienen un óvulo. A medida que los folículos crecen, los niveles de estrógeno aumentan.

- **Qué sucede:** el estrógeno en aumento estimula el engrosamiento del revestimiento o pared uterina, preparando el cuerpo para la posible implantación de un óvulo fertilizado.
- **Estado de ánimo:** esto hace que la mujer tenga mayor energía, y una mayor sensación de bienestar. Es el momento más estable desde el punto de vista emocional para las mujeres. El estrógeno también tiene efectos positivos en la piel y en el cabello, mejorando su aspecto (menos acné, menos grasa).

Fase 2. Ovulación (día 14, aproximadamente)

A mitad del ciclo, un aumento brusco en la hormona luteinizante (LH), también producida en la hipófisis, desencadena la ovulación, liberando un óvulo maduro (uno de todos esos que se han ido gestando en los folículos) desde el ovario. Este es el momento en que una mujer es más fértil.

- **Qué sucede:** el óvulo es liberado y viaja por las trompas de Falopio. Si se encuentra con espermatozoides, puede ser fertilizado y se iniciará un embarazo.
- **Estado de ánimo y comportamiento:** los niveles elevados de estrógeno alcanzan su punto máximo, lo que se asocia con un aumento en la libido y un comportamiento más sociable. En estos días las mujeres sue-

len encontrarse muy bien y con más confianza en sí mismas. Este es un fenómeno vinculado a la biología evolutiva. Teniendo en cuenta que la naturaleza nos prepara para el embarazo, es normal que las hormonas nos ayuden a estar más receptivas a las relaciones sexuales en estos días.

Fase 3. Fase lútea (días 15-28)

Después de la ovulación, el folículo que liberó el óvulo se convierte en el cuerpo lúteo, que comienza a producir progesterona. Esta hormona será esencial para mantener el revestimiento del útero en caso de embarazo.

- **Qué sucede:** la progesterona predomina en esta fase, preparando el útero para la implantación del óvulo. Si no hay fertilización, los niveles de progesterona y estrógeno caen, lo que desencadena la siguiente menstruación.
- **Estado de ánimo y síntomas premenstruales:** los cambios en los niveles de progesterona pueden causar síntomas físicos y emocionales, conocidos como síndrome premenstrual. Estos incluyen hinchazón, sensibilidad en los senos, irritabilidad, fatiga y cambios de humor. La progesterona tiene un efecto calmante, pero al disminuir, puede desencadenar síntomas como la tristeza o la ansiedad.[6]

---

[6] Sundström-Poromaa, I., Comasco, E., Sumner, R. y Lunders, E., Progesterone – Friend or foe?, *Frontiers in Neuroendocrinology*, 2020, vol. 59: 100856. ISSN 0091-3022. <https://doi.org/10.1016/j.yfrne.2020.100856>.

Fase 4. Fase menstrual (días 1-5)

Aunque la consideramos el inicio del ciclo, he puesto esta fase al final para que entiendas por qué se produce el sangrado. Durante esta fase, los niveles de estrógeno y progesterona están en su punto más bajo. El revestimiento uterino, que había sido preparado para un posible embarazo, se desprende, lo que lleva al sangrado menstrual.

- **Qué sucede:** la caída en los niveles hormonales señala al cuerpo que no ha habido fertilización, lo que provoca la liberación del revestimiento uterino y, por ende, la menstruación.
- **Estado de ánimo:** los bajos niveles de estrógeno pueden influir en la energía y en el estado de ánimo, y algunas mujeres experimentan síntomas de fatiga o tristeza debido a esta disminución hormonal. Algunas mujeres tienen fuertes dolores por las contracciones del útero al descamarse. Es lo que se denomina dismenorrea. Estos dolores pueden ser incapacitantes para la mujer y deben ser siempre estudiados para descartar otras causas.

Estos cambios hormonales ocurren cada mes durante una media de 30 a 40 años en cada mujer. Y, como ves, cada fluctuación hormonal implica efectos directos sobre nuestro cerebro y nuestro humor. De hecho, una de cada dos mujeres en edad reproductiva dice que sufre síntomas leves durante el ciclo menstrual, especialmente en la fase lútea. Es el antes mencionado síndrome premenstrual. De un 13 a un 18 % de las mujeres experimentan síntomas tan graves como para causar angustia y deterioro físico, y de tres a ocho mujeres de cada cien cumplen los criterios para ser diagnosticadas de trastorno disfórico premenstrual.

El **trastorno disfórico premenstrual (TDPM)** es una forma grave de síndrome premenstrual que afecta a algunas mujeres. Estas mujeres, además de los síntomas físicos y emocionales típicos del síndrome premenstrual, como hinchazón o irritabilidad, padecen síntomas emocionales y mentales severos que interfieren de manera importante en su vida diaria y en sus relaciones personales.

Aunque te he descrito cómo es un ciclo menstrual completo y con un buen equilibrio hormonal, podrás imaginar que no siempre las cosas funcionan como un reloj suizo, así que, si te digo que en ocasiones los ciclos pueden ser más o menos cortos o más o menos regulares no te resultará extraño. Un adecuado equilibrio hormonal es fundamental para que cada paso evolucione adecuadamente hacia el siguiente, pero a veces ese equilibrio no es tan sencillo.

IMPACTO DE LAS HORMONAS EN LA FERTILIDAD MASCULINA Y FEMENINA

Los desequilibrios en las hormonas sexuales afectan no solo al estado de ánimo, sino también a la fertilidad, tanto masculina como femenina.

Como hemos visto hasta ahora, las hormonas no solo son las encargadas del desarrollo de nuestros órganos sexuales desde antes de nacer, sino que van preparando nuestro cuerpo para que, a partir de la pubertad, tanto las mujeres como los hombres seamos fértiles y capaces de engendrar nuevos seres humanos. ¿No te parece increíble?

Sin la acción coordinada de nuestras hormonas, la ovulación en mujeres y la producción de esperma en hombres no sería posible. Veamos cómo estas hormonas afectan directamente a nuestra fertilidad.

Fertilidad masculina

En los hombres, la fertilidad está controlada también por el eje hipotálamo-hipófisis-testicular y, aunque su equilibrio hormonal no es tan complejo, sí que tienen que darse una serie de ingredientes para que todo funcione a la perfección.

La testosterona, se produce en las células de Leydig del testículo, en respuesta a la LH, y es crucial para la producción de esperma (espermatogénesis) en los testículos. Si hay niveles insuficientes de testosterona, se puede reducir el número y la calidad de los espermatozoides, lo que afecta de forma negativa a la fertilidad masculina. La testosterona es además crucial para el deseo sexual y la función eréctil.

La **FSH** estimula las células de Sertoli en los testículos, que son unas células esenciales para la maduración de los espermatozoides. Un equilibrio adecuado entre la FSH y la testosterona es esencial para la producción constante y saludable de esperma.

A diferencia de las mujeres, donde LH y FSH fluctúan a lo largo del ciclo menstrual, en los hombres la liberación de estas hormonas es más constante, pero sigue un patrón pulsátil a lo largo del día. La producción de estas hormonas también puede ser influenciada por factores externos como el estrés, la actividad física y el estado nutricional.

Las principales causas hormonales de infertilidad en los hombres son:

- **Calidad del esperma**: cualquier alteración que afecte a la estabilidad del eje hipotálamo-hipofisario-testicular en los hombres puede alterar su fertilidad. El hombre necesita valores adecuados de LH, FSH y testosterona para producir suficientes espermatozoides de calidad. Las causas son múltiples y deben ser estudiadas si hay un espermiograma anómalo. Como endocrinóloga, recomiendo a mis pacientes que tengan especial cuidado con utilizar hormonas que se venden ilegalmente y sin control médico para aumentar masa muscular, para evitar la caída del pelo o para aumentar la potencia sexual, ya que pueden interferir, y no siempre de manera reversible, en su potencia y en su fertilidad.

- **Edad**: aunque los hombres no experimentan una andropausia tan clara como la menopausia de las mujeres, los niveles de testosterona tienden a disminuir gradualmente con los años, lo que afecta a la calidad y cantidad de su esperma.

Fertilidad femenina

En las mujeres, como en los hombres, la fertilidad está controlada también por el mismo eje, pero la acción de las hormonas se dirige en este caso al ovario. Es decir, hablamos del eje hipotálamo-hipófisis-ovárico y regula todo el ciclo menstrual del que hemos hablado.

La hormona folículo estimulante (FSH) regula el desarrollo de los folículos en los ovarios y estimula la producción de estrógeno. A medida que los niveles de estrógeno aumentan, desencadenan un pico de hormona luteinizante (LH), que provoca la ovulación, el momento en que un óvulo maduro es liberado del folículo.

Los estrógenos, producidos principalmente por los ovarios, son responsables de preparar el útero para la implantación de un embrión estimulando el crecimiento del revestimiento uterino (endometrio). Cuanto más engrosado esté el endometrio, más arterias circulan por él y más nutrientes le llegan desde la sangre al embrión. Los estrógenos también ayudan a la maduración de los folículos en los ovarios que contienen los óvulos.

La progesterona aumenta después de la ovulación y prepara también el endometrio para la implantación de un embrión si ocurre la fecundación. Si no hay embarazo, los niveles de progesterona caen y, como ya sabemos, se produce la menstruación.

Si la sincronización de alguna de estas hormonas se desajusta, puede afectar la calidad de los óvulos o impedir la ovulación, comprometiendo la fertilidad.

Las principales causas hormonales de infertilidad en las mujeres son:

- **Problemas ovulatorios:** los trastornos ovulatorios, como la anovulación (falta de ovulación), son una de las causas más comunes de infertilidad. Es evidente que, sin óvulo, no puede haber embarazo. Los ciclos anovulatorios son más frecuentes de lo que pensamos. El hecho de tener un sangrado al final del ciclo no es sinónimo de haber ovulado antes. Las causas de anovulación son múltiples y en general se deben siempre a desequilibrios hormonales como el que se da en mujeres con el **síndrome de ovario poliquístico (SOP)**. El SOP se caracteriza por aparición de quistes en los ovarios y desequilibrios hormonales, como exceso de andrógenos y/o de insulina, que a veces causan problemas de ovulación además de otros, como acné, exceso de vello o sobrepeso. Otros factores que pueden desequilibrar las hormonas, y por lo tanto la ovulación, son las enfermedades o el estrés. Dependiendo de cada mujer, estos factores afectarán en mayor o menor medida.

- **Edad**: la fertilidad femenina disminuye de forma significativa con la edad. A partir de los 35 años, no solo la cantidad y calidad de los óvulos se reduce, sino que los niveles de hormonas se alteran. Por un lado, disminuyen los estrógenos y la progesterona y, por otro, aumenta la FSH, encargada de que sigamos produciendo óvulos maduros de buena calidad.

Además de la infertilidad por causas hormonales, hay causas mecánicas que imposibilitan que el óvulo llegue hasta su destino y que sea fecundado por el espermatozoide, como la escasa permeabilidad de las trompas de Falopio, algunos casos de endometriosis o problemas uterinos.

EL EMBARAZO, EL POSPARTO Y LAS HORMONAS

Si te ha parecido una locura el tiovivo hormonal de las mujeres durante cada ciclo menstrual, ahora te voy a explicar los cambios hormonales que experimenta el cuerpo femenino durante el embarazo y el posparto. Es una auténtica tormenta hormonal que afecta profundamente a nivel físico y emocional a la madre.

Todo lo que se produce en estos meses son cambios imprescindibles para asegurar el desarrollo del feto, para preparar el cuerpo para el parto y posteriormente para la lactancia y la recuperación del mismo.

Las hormonas más relevantes durante el embarazo y el posparto son las siguientes:

– Embarazo o la tormenta hormonal perfecta

- **Hormona gonadotropina coriónica humana (hCG):** esta es la hormona que se mide en los test de embarazo, ya que es la que aumenta después de la implantación del embrión en el útero. Sus valores son elevados y pueden detectarse al principio del embarazo tanto en sangre como en orina. La función de la hCG es mantener vivo el cuerpo lúteo. Pero ¿qué es esto del cuerpo lúteo? Pues una estructura que se forma en el ovario a partir del folículo en el que estaba el óvulo fecundado. Este cuerpo lúteo se encarga de seguir produciendo progesterona, fundamental para evitar que el endometrio, que es el revestimiento del útero sobre el que anida el feto, se desprenda y haya una menstruación y un posible aborto espontáneo. El endometrio, que ha ido engrosándose en la primera fase del ciclo menstrual, permite no solo la implantación del embrión, sino que le aporta nutrientes, facilitando su desarrollo. La hCG, producida por la placenta, es la responsable de mantener estable la formación / fabricación de progesterona durante el primer trimestre y es clave para la supervivencia del embarazo en sus etapas iniciales.

- **Progesterona**: desde las primeras semanas del embarazo, los niveles de progesterona aumentan drásticamente. Esta hormona, como te he explicado antes, es responsable de mantener el embarazo, evitando las contracciones uterinas prematuras y ayudando a preparar el endometrio para la implantación del embrión. Además, actúa como un modulador del sistema inmunológico, para que el cuerpo de la madre no rechace al feto.[7] Por eso irá aumentando a lo largo de todo el embarazo y sus niveles antes del parto se multiplican.

- **Estrógenos**: los estrógenos también aumentan significativamente durante el embarazo. Son fundamentales para el desarrollo del feto, promoviendo el crecimiento de órganos y tejidos, como los pulmones, los hígados y los riñones. Además, ayudan a coordinar el desarrollo del sistema nervioso y los huesos del feto. Pero también influyen, como te puedes imaginar, en el cuerpo de la madre. Los estrógenos incrementan el

---

[7] Raghupathy, R. y Szekeres-Bartho, J. Progesterone: A Unique Hormone with Immunomodulatory Roles in Pregnancy, *Int. J. Mol. Sci.*, 2022, 23: 1333. <https://doi.org/10.3390/ijms23031333>.

flujo sanguíneo del útero, lo que asegura un suministro adecuado de oxígeno y nutrientes al feto y facilita el desarrollo de la placenta. Los altos niveles de estrógenos durante el embarazo pueden mejorar la textura de la piel y promover un crecimiento más rápido del cabello. Sin embargo, también pueden estar relacionados con la aparición de hiperpigmentación (como el melasma). Influyen además en el centro del apetito del cerebro, por eso durante el embarazo las mujeres solemos comer más. Este estímulo era fundamental en épocas de carencia para incitar a la madre a buscar comida para satisfacer las necesidades energéticas adicionales del cuerpo. Sin embargo, hoy en día, que no nos suele faltar acceso a la comida, no se recomienda lo de «comer por dos», sino una dieta adecuada y nutritiva. Los estrógenos también preparan el cuerpo para el parto mejorando la elasticidad del tejido pélvico, lo que es esencial para ese momento, y ayudan al reblandecimiento del cuello uterino necesario para la expulsión del bebé. Y por último contribuyen al aumento de las glándulas mamarias, preparando los senos para la producción de leche, y estimulan a lo largo del embarazo las células hipofisarias que fabrican la siguiente hormona de la que voy a hablar: la prolactina.

• **Prolactina**: a medida que el embarazo avanza, los niveles de prolactina aumentan, preparando las glándulas mamarias para la lactancia. Esta hormona es esencial para la producción de leche materna una vez que nace el bebé. Además, tiene un papel en la regulación del sistema inmunológico durante el embarazo y la lactancia. Ayuda a modular la respuesta inmune, protegiendo tanto a la madre como al feto, ya que contribuye a evitar que el cuerpo de la madre rechace al bebé durante el embarazo y apoya el desarrollo del sistema inmune del recién nacido a través de la leche materna.

- **Cortisol:** solemos asociar el cortisol con el estrés y con efectos negativos para nuestro organismo, pero sin embargo es una hormona fundamental para la vida y para nuestra supervivencia. Durante el embarazo solemos mantener unos valores estables de cortisol que aumentan hacia el final de la gestación para estimular la maduración de los pulmones, el hígado, el cerebro y los intestinos del bebé. Por eso, ante amenaza de parto prematuro se administran a la madre corticoides para acelerar la madurez pulmonar del bebé y permitir que, al nacer, pueda respirar solo.

– Parto y posparto: el gran ajuste hormonal

En el parto, al igual que en el embarazo, es fundamental que haya una gran coordinación entre todas las hormonas en la mujer. Aunque te confieso que en la actualidad, y aunque te parezca asombroso, desconocemos la totalidad de elementos que provocan el parto. Pero lo que ya habrás entendido llegados a este punto del libro es que las hormonas nunca actúan solas. Las que afectan a este momento tan trascendental son estas.

- **Estrógenos y progesterona:** los estrógenos promueven las contracciones uterinas y llenan el útero de receptores para la oxitocina, que será fundamental para facilitar el inicio del parto. La progesterona inhibe las contracciones, pero, a pesar de estar presente antes del parto, parece que nuestro útero se vuelve menos receptivo a esta hormona. Tras el parto, los niveles de estrógenos y progesterona caen bruscamente. Esta caída hormonal puede tener efectos importantes en el estado de ánimo de la madre, lo que está relacionado con la aparición del llamado «baby blues» o incluso, en algunos casos, la depresión posparto. Este periodo de ajuste hormonal puede ser difícil, y cada mujer lo experimenta de manera diferente, dependiendo de su sensibilidad a estos cambios.

- **Prolactina y oxitocina**: durante el parto y posparto, son las hormonas protagonistas. La oxitocina se produce en nuestro cerebro, en el hipotálamo, justo antes de iniciarse el parto. De ahí se dirige al torrente sanguíneo hasta el útero, estimulando las contracciones uterinas junto con los estrógenos y desencadenando el parto. Y ¿sabes cuál es el desencadenante de que el cerebro de la mujer embarazada produzca oxitocina? Pues ni más ni menos que el estiramiento que se produce en el cuello uterino cuando el bebé desciende hacia el canal del parto. Es el llamado reflejo de Ferguson. Este estiramiento activa unos receptores que mandan señales al hipotálamo. ¿No te parece increíble lo bien coordinado que está todo gracias a nuestras hormonas? La oxitocina, por su parte, también es conocida como la «hormona del amor», ya que facilita el vínculo madre-hijo durante la lactancia y provoca las contracciones necesarias para expulsar la leche durante la lactancia. Además, la oxitocina desempeña un papel fundamental en la contracción del útero después del parto, ayudando a que vuelva a su tamaño normal. La prolactina, por su parte, no solo estimula la producción de leche, sino que también tiene un efecto calmante y puede contribuir a la sensación de vínculo con el bebé. La fabricación de estas dos hormonas en el cerebro de la madre (en el hipotálamo y en la hipófisis) tras el parto, y estimuladas por la succión del pezón y por el contacto temprano piel con piel, es algo fundamental desde el momento del nacimiento. Todas las madres que amamantan a sus hijos habrán visto como el simple hecho de oír llorar al bebé desencadena la producción de leche de sus senos.

- **Cortisol**: durante el posparto, los niveles de cortisol, la hormona del estrés, también son más altos de lo habitual. Esto responde a la necesidad de la madre de mantenerse alerta y responder a las necesidades del recién nacido. El cortisol además ayuda al cuerpo a recuperarse de los esfuerzos del parto. Sin embargo, si los niveles de cortisol son excesivamente altos debido al estrés, pueden contribuir a sentimientos de ansiedad y a la depresión posparto. Si has tenido hijos, no sé cómo fue tu embarazo, tu parto y tu posparto, pero hoy en día la ciencia nos demuestra la gran importancia del bienestar y la seguridad de la madre para reducir el estrés y que cada hormona cumpla así su función.

Es evidente que todos estos cambios hormonales durante el embarazo, parto y posparto influyen de forma directa en el estado emocional de la mujer. Si has tenido hijos biológicos, este capítulo te habrá ayudado a comprender muchas de las cosas que te ocurrieron en esos meses y que quizá no supiste entender o que pensaste que no tenían sentido. Seguramente tus hormonas fueron en gran medida las responsables.

Por un lado, los estrógenos y la progesterona influyen en los niveles de neurotransmisores como la serotonina, la dopamina y el GABA, lo que puede hacer mejorar el estado de ánimo, la sensación de bienestar y el optimismo que refieren muchas mujeres embarazadas. Piensa que a la naturaleza le conviene para perpetuar la especie que estando embarazada te encuentres bien. La progesterona promueve la relajación y el alivio del estrés. Este efecto sedante reduce la ansiedad, algo que resulta muy útil durante el embarazo para evitar aumentos innecesarios de cortisol.

Sin embargo, la caída abrupta de estrógenos tras el parto hace que esa etapa de placidez termine. Esta caída está relacionada con la depresión posparto, ya que estos niveles elevados que mantienen el bienestar emocional disminuyen de repente. La única que saldrá al rescate y contrarrestará esta caída es la oxitocina.

La oxitocina tiene un papel fundamental en la creación del vínculo entre madre e hijo. Esta hormona promueve, tras el parto, sensación de bienestar y favorece el vínculo emocional con el bebé. Como te comenté antes, es fundamental que nada más nacer la madre tenga un contacto directo piel con piel con su bebé, porque favorece que esta hormona suba. Los altos niveles de oxitocina ayudan a reducir el estrés generado por los estrógenos y fomentan comportamientos protectores hacia el recién nacido. Sin embargo, si los niveles de oxitocina son bajos o fluctuantes, el proceso de creación de ese vínculo pue-de verse afectado y, como hemos dicho, provocar malestar o incluso la temida depresión posparto.

La prolactina, además de su papel en la producción de leche, afecta también al estado emocional. Tiene poder cal-mante, ya que reduce la ansiedad y mejora la adaptación emo-cional a la maternidad. Sin embargo, un desequilibrio en los niveles de prolactina puede influir negativamente en el estado de ánimo, afectando al bienestar emocional de la madre.

Plasticidad cerebral

La ciencia nos ha demostrado que el cerebro de la mujer cam-bia con el embarazo y la maternidad. Se ha observado que las hormonas tienen un efecto neuroprotector durante la gesta-ción, protegiendo las células cerebrales y promoviendo la plas-ticidad neuronal, lo que mejora la capacidad del cerebro para adaptarse al cuidado y a la protección del bebé.

Durante el embarazo, un área muy pequeña de tu cere-bro, el área preóptica medial, se llena de receptores para estró-genos, prolactina y oxitocina. Pero la progesterona no deja que las hormonas se unan a sus receptores. Solo al final del embarazo, cuando los niveles de progesterona caen, las hor-monas se unen a sus receptores y se activa esta pequeña zona. Y ¿sabes qué ocurre? Pues dos cosas: que el circuito cerebral del rechazo se inactiva y se activa el circuito cerebral del re-fuerzo.[8] En otras palabras, que las hormonas despiertan el

---

[8] Carmona, S. *Neuromaternal: ¿Qué le pasa a mi cerebro durante el embarazo y la maternidad?*, Penguin Random House, 5.ª ed., 2024.

instinto maternal. Todos conocemos algún caso de mujeres que refieren no haber sentido ese instinto hasta quedarse embarazadas. Pues ahora ya tienes la explicación: son tus hormonas las que modifican tu cerebro.

Recientemente se ha publicado un estudio realizado en España en el que se demuestra que las mujeres embarazadas experimentan una reducción en el volumen de sustancia gris en áreas clave del cerebro relacionadas con la cognición social y la empatía. Esta reducción parece estar relacionada con la especialización y optimización cerebral para la maternidad, mejorando las habilidades de las madres para cuidar a sus bebés.[9]

Estos cambios en la sustancia gris se han observado por lo menos dos años después del parto, lo que sugiere que el cerebro maternal mantiene estas modificaciones para facilitar el cuidado prolongado del bebé. Aunque el volumen de la sustancia gris disminuye, esto no significa una pérdida de función, sino una especialización en la forma en que el cerebro responde a las interacciones sociales relacionadas con la maternidad. Estos cambios no solo parecen estar vinculados con el cuidado del bebé, sino que también podrían proteger a las madres frente a situaciones estresantes o desafiantes relacionadas con la maternidad. La investigación sugiere que estas adaptaciones cerebrales permiten que las madres se enfoquen mejor en las necesidades de sus hijos y puedan responder de manera más eficaz a sus señales.

---

[9] Servin-Barthet, C., Martínez-García, M., Pretus, C., Paternina-Die, M., Soler, A., Khymenets, O., Pozo, Ó. J., Leuner, B., Vilarroya, O. y Carmona, S. The transition to motherhood: linking hormones, brain and behaviour, *Nat. Rev. Neurosci.*, octubre de 2023, 24(10): 605-619. doi: 10.1038/s41583-023-00733-6.

Y si te preguntas si el cerebro también cambia en los padres, la respuesta es sí. Los cambios son menos marcados que en las madres y no se deben tanto a factores hormonales como a factores ambientales relacionados con la crianza. Es decir, que, a priori, parece que cuanto más tiempo pasen estos padres cuidando de sus hijos, más cambiarán su cerebro y sus hormonas para facilitar la conducta parental.[10]

Estos hallazgos son pioneros en el campo de la neurociencia reproductiva y, aunque se ha avanzado mucho en la comprensión de cómo el embarazo transforma el cerebro, aún se necesitan más investigaciones para entender completamente el alcance y la naturaleza de estos cambios.

Consejos para conocer y cuidar tus hormonas sexuales

1. Ahora conoces mejor tus hormonas sexuales. Entender cómo funcionan te ayudará a comprenderte mejor y a cuidarte con más compasión. Tus hormonas influyen más de lo que crees en cómo te sientes y cómo se sienten los que están a tu alrededor. Cuando notes a alguien raro, ten paciencia, puede que sus hormonas no estén demasiado equilibradas. Y si eres tú quien está raro, intenta postergar cuestiones espinosas.

---

[10] Kim, P., Rigo, P., Mayes, L. C., Feldman, R., Leckman, J. F. y Swain, J. E. Neural plasticity in fathers of human infants, Soc. Neurosci., 2014, 9(5): 522-535. doi: 10.1080/17470919.2014.933713. Epub 2014 Jun 24. PMID: 24958358; PMCID: PMC4144350.

2. Escucha tu ciclo menstrual, no lo sufras. Tus hormonas cambian cada mes y con ellas cambia también tu cuerpo y tu mente. Aprender a identificar tus fases puede ayudarte a organizar tu energía, priorizar tu autocuidado y tomar decisiones más conscientes.

3. Cuida tu estilo de vida. Hacerlo es cuidar tu salud reproductiva, ahora y en el futuro. La ovulación, el deseo sexual, la calidad del esperma o del óvulo… todo está regulado por tu equilibrio hormonal.

4

Hormonas y sexo

En los capítulos anteriores hemos hablado de las hormonas sexuales y de cómo definen nuestras características físicas, nuestra fertilidad y nuestro humor, pero no podemos olvidar que somos animales y diseñados para reproducirnos. Te voy a explicar cómo nuestras amigas desempeñan un papel fundamental, aunque no absoluto, en el deseo sexual. Conocer los intríngulis hormonales te puede ayudar a entender mejor tu sexualidad y el porqué de ciertas conductas sexuales.

La naturaleza manda: deseo y actividad sexual

El deseo o impulso de apareamiento aparece en un amplio rango de especies a lo largo de la evolución animal y está vinculado a la presión reproductiva para asegurar la perpetuación de la especie. Aunque en peces y anfibios algunos estudios han demostrado que hay preferencias de pareja, lo que conocemos como deseo sexual comienza a manifestarse en organismos con sistemas nerviosos complejos que les permiten experimentar placer y motivación, como los reptiles y las aves. Es en estos casos cuando las hormonas empiezan a tener un papel clave en el deseo.

Sin embargo, el deseo sexual tal y como lo conocemos aparece solo en los mamíferos y está controlado por hormonas como la testosterona y los estrógenos. Ya en los primates, y especialmente en nosotros, los humanos, el deseo sexual está ligado no solo a la reproducción, sino también al placer. Nuestro comportamiento es más complejo y el deseo sexual puede estar presente incluso fuera de los periodos fértiles, lo que refleja una evolución hacia relaciones sexuales basadas en el goce y en los vínculos sociales y emocionales.

Aunque durante la infancia tanto niños como niñas experimentan curiosidad sexual y curiosidad por su cuerpo, el deseo sexual comienza a manifestarse durante la pubertad, cuando nuestras hormonas activan el desarrollo sexual. Las glándulas suprarrenales, los ovarios en las niñas y los testículos en los niños, comienzan a producir hormonas sexuales como estrógenos, progesterona y testosterona, que tienen un papel fundamental en el despertar del deseo sexual.

En los niños, el aumento de testosterona está asociado con el desarrollo del impulso sexual, mientras que en las niñas los estrógenos y, en menor medida, la progesterona y la testosterona, influyen en la aparición de este deseo. Esto se produce porque el aumento de hormonas sexuales activa el desarrollo de áreas específicas del cerebro relacionadas con las emociones y el control de impulsos.

Por un lado, está el sistema límbico, que es una red de estructuras cerebrales que abarca el hipotálamo, la amígdala y el hipocampo y que regula las emociones y la percepción de los estímulos sexuales. Durante la pubertad, este sistema madura y se activa por el efecto de la testosterona y de los estrógenos, aumentando nuestra sensibilidad a los estímulos sexuales y facilitando el deseo.

Por otro lado, está la corteza prefrontal, que es la parte del cerebro que controla nuestros impulsos y la toma de decisiones. Digamos que es el área del cerebro que te ayuda a aprender a regular tu comportamiento sexual, una especie de torre de control que pone límites al sistema límbico para que no estemos todo el día a flor de piel. Lo malo es que madura más lentamente que el sistema límbico, y sigue desarrollándose hasta la edad adulta temprana. Esto explica por qué los adolescentes pueden tener más dificultades para controlar sus impulsos sexuales.[1]

Diferencias hormonales en la sexualidad de hombres y mujeres

Las diferencias hormonales entre hombres y mujeres marcan en gran medida nuestra sexualidad. Las hormonas no solo tienen un impacto directo sobre el deseo sexual, sino que también son importantes para facilitar la actividad sexual.

La testosterona es la principal hormona que regula el deseo sexual en ambos sexos, aunque en diferentes proporciones. En los hombres, la testosterona, producida principalmen-

---

[1] Crone, E. A. y Dahl, R. E. Understanding adolescence as a period of social–affective engagement and goal flexibility, *Nature Reviews Neuroscience*, 2012, 13(9): 636-650. <https://doi.org/10.1038/nrn3313>.

te en los testículos, es responsable de la libido, la erección y la frecuencia de pensamientos sexuales. En las mujeres, los ovarios y las glándulas suprarrenales producen una cantidad menor de testosterona, que es importante para mantener el deseo sexual. En las mujeres, además, los estrógenos facilitan la lubricación vaginal y el aumento del flujo sanguíneo hacia los tejidos genitales, lo que mejora la sensibilidad durante la excitación. Además, unos niveles adecuados de estrógenos pueden mejorar el estado de ánimo y el bienestar general, factores que también influyen en el deseo sexual. Estos cambios físicos y emocionales hacen que la respuesta sexual sea más efectiva y placentera. La progesterona, por su parte, tiende a suprimir el deseo sexual de la mujer, especialmente en las fases previas a la menstruación, cuando los niveles están más altos. Algunas mujeres, sin embargo, pueden experimentar un aumento del deseo sexual justo antes de la menstruación porque los niveles de progesterona bajan y los de testosterona se mantienen estables o incluso aumentan un poco. Además, el incremento del flujo sanguíneo en la región pélvica puede elevar la sensibilidad de nuestros órganos sexuales y facilitar la excitación. ¿Cuándo notas tú en general más deseo sexual?

El debate sobre si la naturaleza prima el deseo sexual en los hombres frente a las mujeres y sobre si hay diferencias en la forma en que ambos géneros lo experimentan ha sido objeto de numerosos estudios científicos. Es evidente que el comportamiento sexual varía según nuestras hormonas, pero que también está íntimamente influenciado por el entorno cultural y social que nos rodea, por lo que pienso que es muy interesante analizar los resultados que las investigaciones han arrojado a lo largo del tiempo sobre ello. Esto es lo que hicieron Letitia Anne Peplau y sus colaboradores en 2023. Para examinar las diferencias entre hombres y mujeres en diversos aspectos de la sexualidad humana, analizaron 130 artículos científicos publicados entre 1950 y 2002, abarcando disciplinas como la psicología, la sociología y la biología para intentar proporcionar un análisis comprensivo y basado en evidencias científicas que identificara patrones y tendencias clave en las diferencias sexuales. Los estudios se hicieron principalmente en personas de clase media de Estados Unidos. Las conclusiones de esta revisión se publicaron con la *American Psychological Society*[2] y fueron las siguientes:

- Los hombres suelen mostrar un mayor deseo sexual que las mujeres en varias medidas: piensan más en el sexo, tienen más fantasías sexuales y refieren mayor interés en actividades sexuales y productos relacionados con la sexualidad.
- Por lo general los hombres prefieren una mayor frecuencia de actividad sexual que las mujeres y tienden a iniciar relaciones sexuales más frecuentemente.
- La masturbación suele ser más común entre los hombres, que comienzan a practicarla a una edad más temprana y con mayor frecuencia que las mujeres.
- Estudios de parejas homosexuales muestran que las parejas de hombres tienen relaciones sexuales con más frecuencia que las parejas de mujeres, lo que refleja también esta diferencia de deseo sexual entre géneros.

---

[2] Peplau, L. A. Human Sexuality: How Do Men and Women Differ?, *Current Directions in Psychological Science*, 2003, 12(2): 37-40. <https://doi.org/10.1111/1467-8721.01221>.

- Las mujeres tienden a relacionar la sexualidad con relaciones comprometidas enfatizando la intimidad emocional y el amor, mientras que los hombres tienden a enfatizar el placer físico.
- En general, los hombres tienen actitudes más permisivas hacia el sexo ocasional y las relaciones extramaritales, mientras que las mujeres valoran más los aspectos emocionales de una relación para el sexo.
- Estas diferencias también se observan en fantasías sexuales: los hombres tienden a imaginar encuentros con múltiples parejas o desconocidos, mientras que las fantasías femeninas suelen incluir a una pareja conocida y situaciones románticas.
- El sexo y la agresión están más asociados en los hombres. Los hombres tienden a ver su sexualidad como más agresiva y dominante, mientras que en las mujeres este vínculo es mucho menos pronunciado.
- Los hombres son más propensos a tomar la iniciativa sexual, mientras que las mujeres, aunque también pueden iniciarla, lo hacen con menos frecuencia.
- En casos extremos, la violencia sexual y la coerción física son actividades predominantemente masculinas. La agresión sexual, ya sea entre desconocidos o en relaciones íntimas, es mucho más frecuente en hombres que en mujeres.
- La sexualidad femenina es más flexible y tiende a estar más influenciada por factores culturales y sociales que la sexualidad masculina.
- Las mujeres son más propensas a cambiar su orientación sexual a lo largo del tiempo, como se ha obser-

vado en estudios longitudinales, mientras que los hombres tienden a mostrar menos variabilidad en este aspecto.

- La educación y el entorno social influyen más en la actitud sexual de las mujeres que en la de los hombres. Es decir, que las mujeres pueden cambiar sus comportamientos sexuales en respuesta a cambios culturales, como mudarse a una nueva sociedad más liberal o recibir educación superior.

Por supuesto, los autores recalcan que estas diferencias no son absolutas ni sirven para todas las personas y, como cualquier estudio, puede tener sus sesgos, de manera que hay que tomárselo como lo que es, una extrapolación con todas sus carencias y adscrita a un momento temporal.

Aunque esta sea la fotografía que arrojan estos estudios, la sociedad evoluciona cada día y los aspectos relacionados con la sexualidad también. Sería interesante analizar estos mismos parámetros después de estos veinte años —no olvidemos que los resultados corresponden a datos que abarcan desde 1950 hasta 2002— para ver lo que ha cambiado y lo que se está afianzado en la sociedad, porque es evidente que las hormonas nos definen sexualmente, pero solo en parte.

El deseo sexual es un fenómeno complejo y multifactorial que está influenciado por una combinación de factores biológicos, psicológicos y sociales, por lo que no puede reducirse simplemente a una dicotomía de género.

Impacto de los desequilibrios hormonales en la vida sexual

Llegados a este punto, ya te habrás dado cuenta del papelón que tienen las hormonas en tu vida sexual. Por eso, cualquier desequilibrio de nuestras queridas protagonistas puede alterar tu vida sexual. Y aunque durante muchos años y todavía hoy en muchas culturas se ha ninguneado la importancia de las relaciones sexuales, actualmente se sabe que la sexualidad vivida de una forma libre, responsable y placentera puede ser fundamental tanto para la salud física como mental.

No voy a enumerar ahora como si esto fuera un libro de medicina todas las patologías que afectan a tus hormonas, pero quiero que seas consciente de que, si notas que tu sexualidad está empeorando, uno de los factores a tener en cuenta debe ser este. En ocasiones, un buen diagnóstico médico y el tratamiento adecuado pueden ayudarte a recuperar o mejorar tu vida sexual. Las causas de estos trastornos hormonales pueden ser múltiples y se deben en general a alteraciones relacionadas con los distintos órganos implicados en los ejes hipotálamo-hipófisis-gonadal.

Como hemos visto antes, todas las hormonas sexuales cumplen un papel facilitador en las relaciones sexuales. Por lo tanto, si tenemos problemas con la testosterona, puede afectar al deseo sexual en ambos sexos y producir impotencia en los hombres. En las mujeres, además, la disminución de estrógenos producirá sequedad vaginal, disminución del deseo y relaciones menos placenteras. Ambos déficits son frecuentes con los años y, como veremos más adelante, serán tratados de manera distinta en cada caso.

No debemos buscar un tratamiento sin conocer antes la causa, cualquier medicamento que se tome para combatir estas alteraciones sin pasar por un especialista, puede ser peligroso. Un buen ejemplo de por qué es tan importante ir al médico y revisar las causas lo representa un paciente joven que tomó testosterona al detectar que sus niveles estaban bajos y que tenía dificultad para mantener erecciones. Sin embargo, lo que le ocurría es que tenía un pequeño tumor benigno en la hipófisis que producía prolactina. Realmente solo necesitaba un tratamiento médico para reducir esta hormona, que era la que estaba afectando a la producción de testosterona, y podía haber evitado la hormonación. A lo largo de los años he visto también muchos casos de impotencia causados por el consumo indiscriminado de anabolizantes en hombres para aumentar la masa muscular. El problema radica en que es muy fácil conseguir todo tipo de hormonas sin control médico y nuestros ejes hormonales son muy sensibles. He visto muchos trastornos irreversibles que han necesitado tratamiento de por vida.

En las mujeres, cualquier alteración de su ciclo menstrual suele corresponder a un desequilibrio hormonal, ya sea por tener ovarios perezosos, ovarios poliquísticos o por trastornos en la zona hipofisaria hipotalámica. Esta alteración no solo puede afectar a la periodicidad de sus ciclos menstruales, sino que nos puede estar avisando de que algo no va bien. Como siempre, el diagnóstico médico es fundamental para evitar casos como el anterior, que también he visto en mujeres. Y no hay que olvidar que, ante la falta de regla, lo primero que hay que descartar es un embarazo. Os sorprendería saber la de sorpresas que se ven cada día en los hospitales y centros médicos.

La andropausia y la menopausia son momentos clave en la vida de las personas que afectan la vida sexual y deben abordarse, como veremos en el siguiente capítulo, con una combinación de enfoques médicos y terapias hormonales cuando sea apropiado.

CONSEJOS PARA ENTENDER Y MEJORAR TU SALUD SEXUAL (Y HORMONAL)

1. Ten claro que tu deseo también es hormonal (y no tiene por qué ser igual cada día). La sexualidad forma parte de nuestra naturaleza. La testosterona, los estrógenos y la progesterona influyen en el deseo sexual, pero también lo hacen tu estado emocional, tu entorno y tu etapa vital. Escúchate sin culpa: tu deseo no tiene que ser constante ni encajar en moldes.

2. El ciclo femenino es una brújula sexual. En las mujeres, el deseo fluctúa con el ciclo menstrual. Muchas se sienten más activas y receptivas durante la ovulación. Observar estos patrones puede ayudarte a reconectar con tu cuerpo y vivir tu sexualidad con libertad. Si tu pareja es una mujer, ten esto en cuenta e intenta suplir lo hormonal con cariño, juego o caricias. Y si nada funciona, simplemente espera a un momento mejor.

3. Cuando algo cambia, merece ser escuchado. Si sientes que tu deseo, tus sensaciones o tu placer han cambiado, puede haber una causa hormonal detrás. Consulta, infórmate y busca ayuda profesional. La salud sexual también se tiene que cuidar. No debes tener vergüenza ni obviarlo y quitarle importancia.

5
La edad y las hormonas

Cómo cambian las hormonas con la edad

Seguro que, llegados a este punto del libro, ya vas entendiendo que nuestro cuerpo produce infinidad de hormonas que varían a lo largo de nuestra vida y que nos condicionan de manera importante.

Las hormonas que más cambian a lo largo del tiempo son las sexuales, que desde antes de nacer marcan nuestras características físicas y cuyo aumento durante la pubertad despierta nuestra sexualidad y facilita la fertilidad. A lo largo de la edad adulta siguen cambiando, especialmente en las mujeres, en cada ciclo menstrual, durante el embarazo y la lactancia. En los hombres, sin embargo, son más constantes.

Entre los 45 y los 50 años las hormonas sexuales disminuyen en las mujeres. Es la etapa denominada perimenopausia y puede durar varios años. Cuando los ovarios dejan de producir definitivamente estrógenos y progesterona, la mujer inicia la menopausia. En los hombres también disminuye la testosterona con los años, aunque de una forma menos drástica y de forma más variable que en las mujeres. Esto lo llamamos andropausia, pero te lo contaré mejor en el siguiente apartado.

Pero no solo las hormonas sexuales varían con la edad. Otra hormona muy variable a lo largo de los años es la hormona del crecimiento o GH, fundamental en la infancia para el desarrollo físico y para el crecimiento. Por ello es importante que el pediatra controle que el desarrollo del niño o de la niña sea el correspondiente según la edad y que se mantiene en percentiles adecuados a lo largo de los años. Al final de la pubertad dejamos de crecer porque se fusionan los extremos óseos y desaparece la placa de crecimiento, que hasta entonces había ido alargando nuestros huesos. La hormona del crecimiento se mantiene estable durante la edad adulta, pero puede disminuir con los años en un proceso llamado somatopausia. No ocurre en todas las personas de la misma manera, pero es una característica fisiológica del envejecimiento. El déficit de GH se asocia con una pérdida de densidad ósea, disminución de la masa muscular, aumento de tejido adiposo, más resistencia a la insulina y otras alteraciones que aceleran el envejecimiento.

Menopausia y andropausia

Desde una perspectiva científica, podríamos considerar la disminución de la fertilidad como un mecanismo evolutivo adaptativo. La naturaleza limita la fertilidad en las etapas de la vida en las que el cuerpo no está óptimamente preparado para soportar el esfuerzo de procrear y desarrollar una nueva vida. De hecho, situaciones de estrés crónico como la anorexia, enfermedades crónicas o conflictos importantes suelen reducir o bloquear la fertilidad en personas jóvenes, ya que el cuerpo reconoce que no es el mejor momento para procrear.

Por ello, tanto la menopausia como la andropausia tienen como fin último disminuir la fertilidad para permitir que nuestro cuerpo gaste menos energía y necesite menos recursos. Esta reducción de hormonas sexuales tiene una base biológica. Los ovarios en la mujer y los testículos en el hombre experimentan un declive de su función a lo largo del tiempo.

Perimenopausia y menopausia

Te recuerdo que las mujeres nacemos con una reserva de aproximadamente 1,2 millones de óvulos que ya en la pubertad descienden a unos 300.000. Pero no sé si sabes que a lo largo de la vida vamos utilizando algunos y otros se pierden. A partir de los 30 años, solo queda un 12 % de la reserva ovárica, por lo que esta merma ovular se empieza a hacer evidente y las hormonas sexuales comienzan a disminuir de forma gradual. Esta disminución se acentúa en la mayoría de las mujeres alrededor de los 40-45 años. En esta etapa ya hemos perdido el 98 % de nuestros óvulos y los ciclos menstruales se acortan o se alargan. Este periodo de transición se denomina perimenopausia y los cambios se deben principalmente a que la secreción de estrógenos y progesterona se hace irregular. Por eso, en este periodo ya aparecen los sofocos, los cambios de humor, dolores de cabeza sobre todo premenstruales, problemas de sueño, dolores articulares o la disminución del deseo sexual, entre otros síntomas.

En los últimos años de la perimenopausia la ovulación se vuelve más infrecuente y los ovarios cada vez producen menos hormonas hasta que dejan de hacerlo. Cuando la menstruación se detiene por completo durante 12 meses, podemos decir que la mujer ha entrado en el periodo de la menopausia, por lo que nuestra reserva ovárica estaría agotada. Este proceso es parte del ciclo de vida de la mujer y conlleva múltiples cambios a nivel físico y mental.

Los síntomas más comunes de las mujeres en menopausia son bien conocidos. Además de los ya mencionados sofocos, sudores nocturnos, alteraciones en el sueño, sequedad vaginal, cambios de humor o descenso de la libido, la caída de estrógenos favorece la disminución de la densidad de nuestros huesos, la pérdida de masa muscular y el incremento de tejido graso, especialmente visceral, con lo que hay un mayor riesgo cardiovascular.

Los receptores para estrógenos están distribuidos por todos los órganos, tanto en los reproductivos, como útero y ovarios, como en huesos, riñones, hígado, mama, células sanguíneas, células de nuestro sistema inmune como linfocitos T o B... Y si tenemos receptores para estrógenos, se debe a que estos cumplen una función. Por ello su disminución es importantísima, ya que afectará en mayor o menor medida al funcionamiento de cualquier órgano.

También se sabe que a nivel cerebral hay una disminución de la densidad sináptica. Es decir, que se reduce el número de conexiones entre las neuronas. También se ha observado que empeora la neuroplasticidad del cerebro y que condiciona la capacidad de nuestra materia gris para adaptarse y reorganizarse ante situaciones distintas. Estos cambios pueden repercutir en pérdida de memoria, menor concentración y reducción de nuestra eficiencia cognitiva.

Sin embargo, se ha visto que hay una adaptación cerebral posmenopáusica que compensaría estos cambios de manera que, a pesar de empeorar o reducirse ciertas áreas del cerebro, aumentaría o mejoraría la eficiencia de otras, reorganizando así la conectividad cerebral.

La menopausia se asocia a veces con un aumento del riesgo de enfermedades neurodegenerativas como el alzhéimer o el párkinson. Esto se debe a que los estrógenos ejercen un papel neuroprotector reduciendo la inflamación y protegiéndonos contra el daño oxidativo. Y este efecto protector se pierde con la bajada hormonal en la menopausia.[1]

Si comparamos estos cambios cerebrales con hombres de la misma edad, se ve que son específicos del envejecimiento endocrino femenino y no solo del envejecimiento cronológico.

De todo lo referido a este periodo estamos aprendiendo mucho en los últimos años, en los que por fin se ha puesto en valor y se ha empezado a estudiar con más interés las implicaciones clínicas de la menopausia en la salud femenina y cómo podemos procurar el mayor bienestar a las mujeres durante esta etapa de la vida.

---

[1] Mosconi, L., Berti, V., Dyke, J., *et al*. Menopause impacts human brain structure, connectivity, energy metabolism, and amyloid-beta deposition, *Sci. Rep.*, 2021, 11: 10867. <https://doi.org/10.1038/s41598-021-90084-y>.

Andropausia

A diferencia de la menopausia, que es un evento relativamente abrupto en la vida de la mujer, la andropausia es un proceso que ocurre de forma gradual y los síntomas pueden ser más sutiles. La disminución de la testosterona en los hombres suele comenzar alrededor de los 40 años y continúa con el paso de los años, es decir, no desciende de repente, como en el caso de las mujeres.

Esta reducción de testosterona produce síntomas típicos como:

- Disminución de la libido o deseo sexual y de la actividad sexual. En algunos casos hay dificultad para lograr o mantener una erección, que puede llegar a ser más severa hasta causar impotencia. Es importante recalcar que la impotencia en un hombre a veces es uno de los primeros signos de riesgo cardiovascular. Por eso es fundamental consultar con un médico cuando aparee este problema.
- Pérdida de masa muscular gradual que en ocasiones va acompañada de un aumento de peso, por acumulación de grasa, sobre todo a nivel abdominal. Seguro que habrás observado a muchos hombres de más de cuarenta años con piernas delgadas, poco volumen en las nalgas y con una barriga prominente. Esta distribución corporal suele ser frecuente en hombres que tienen valores de testosterona en descenso. Este incremento de grasa, principalmente visceral, eleva el riesgo cardiovascular de los varones con andropausia.

- Disminución del vello corporal y de la densidad ósea, aunque no se da tanto como en el caso de las mujeres, sino de manera menos frecuente.

Otros síntomas de menor importancia, pero también frecuentes son fatiga, cambios de estado de ánimo y dificultades cognitivas, como pérdida de memoria y dificultad para concentrarse.[2]

HORMONAS, LONGEVIDAD Y CALIDAD DE VIDA

Tras leer el apartado anterior te habrás dado cuenta de la importancia que tienen las hormonas en tu forma de envejecer y en tu calidad de vida. Con independencia de cuál sea tu sexo, las hormonas desempeñan un papel fundamental en tu metabolismo, en el mantenimiento de tu masa muscular, en la densidad de tus huesos, en tu energía física, en tu agudeza mental, en tu memoria y en tu estado de ánimo. Tus valores hormonales son fundamentales para retrasar el envejecimiento y hacerlo de forma saludable y para que no pierdas energía ni vitalidad.

Pero, si fuera tan fácil, trataríamos a todas las personas mayores de una cierta edad con hormonas y asunto resuelto. El problema estriba en que el envejecimiento es un proceso natural de nuestro cuerpo. No solo descienden nuestras hor-

---

[2] Moffat, S. D., Zonderman, A. L., Metter, J., Blanckman, M. R., Harman, S. M. y Resnick, S. M., Longitudinal Assessment of Serum Free Testosterone Concentration Predicts Memory Performance and Cognitive Status in Elderly Men, *The Journal of Clinical Endocrinology & Metabolism*, noviembre de 2002, vol. 87(11): 5001–5007. <https://doi.org/10.1210/jc.2002-020419>.

monas, sino que, de forma paralela, se van produciendo muchos más cambios debidos al desgaste y al uso. Por eso, aunque todos queremos retrasar y prevenir el envejecimiento, debemos hacerlo sin que esto afecte a nuestra salud. Las hormonas pueden ser nuestras aliadas, pero si las usamos sin control pueden afectarnos de forma muy negativa.

Las hormonas clave que impactan la longevidad y la calidad de vida son principalmente la hormona del crecimiento o GH y las hormonas sexuales.

Tratamiento con hormona del crecimiento (GH). ¡Solo si la tienes baja!

Como hemos visto antes, la hormona del crecimiento es la que regula nuestro crecimiento en la infancia. Hasta hace años, no se tenían en cuenta las funciones de esta hormona al acabar el desarrollo, pero hoy sabemos que también tiene un importante papel en nuestra vida adulta. Esta hormona mejora nuestro metabolismo, ya que nos ayuda a disminuir nuestros depósitos de grasa y a aumentar nuestra masa muscular. También contribuye a reparar nuestros tejidos, a mantener la densidad ósea y a mejorar nuestro sistema inmunitario.

En los adultos con valores bajos de GH, llamado somatopausia, puede darse pérdida de masa muscular y ósea, aumento de grasa corporal y disminución de la energía y vitalidad. Por ello algunas personas describen a esta hormona como «la hormona antiedad» y, debido a ello, su uso se ha disparado en personas sin déficit de GH. Sin embargo, hay que advertir que un empleo indiscriminado y sin control médico de la GH puede ser responsable de enfermedades cardiacas, articulares o metabólicas y convertirse en una terapia que acelere nuestro envejecimiento en vez de frenarlo.[3]

Tratamiento con testosterona. ¡En caso de duda, consulta!

Como hemos comentado antes, en hombres, la disminución progresiva de la testosterona o andropausia conlleva síntomas como la disminución de la libido, pérdida de masa muscular, aumento de grasa corporal, cambios de humor y pérdida de energía. Y no olvides que esos valores bajos de testosterona pueden aumentar también el riesgo cardiovascular.

No hay que minimizar los riesgos que la andropausia puede tener para los hombres. Restaurar niveles saludables de testosterona puede mejorar de forma significativa la energía, la fuerza y la calidad de vida y disminuir la probabilidad de tener un infarto o cualquier otra enfermedad cardiovascular. Lo importante es hacer un buen diagnóstico y medicarse siempre que sea necesario. En algunos casos, especialmente por problemas en la próstata, estos tratamientos están contraindicados y será el profesional médico el que valore qué es lo mejor.

En el caso de la mujer, durante la menopausia los niveles de testosterona disminuyen también con efectos similares a los que experimenta el hombre. Reducción del deseo sexual, problemas de lubricación vaginal y menos satisfacción durante el acto sexual, disminución de la fuerza y del tono muscular y aumento de la fatiga. Además, aunque los estrógenos son los principales reguladores del estado de ánimo, las mujeres pue-

[3] Bartke, A. Growth Hormone and Aging: Updated Review, *World J. Mens. Health*, enero de 2019, 37(1): 19-30. doi: 10.5534/wjmh.180018. Epub 2018 May 11. PMID: 29756419. PMCID: PMC6305861.

den sentir una disminución del bienestar general, mayores niveles de irritabilidad y un aumento en los síntomas depresivos. Lo mismo ocurre con la densidad de los huesos, ya que las mujeres que además de tener niveles bajos de estrógenos presentan niveles bajos de testosterona tienen más riesgo de osteoporosis y fracturas.

En estudios clínicos, la terapia con testosterona en mujeres posmenopáusicas ha mostrado incremento de la libido y la respuesta sexual, así como una mejora de la composición corporal y del bienestar emocional. Sin embargo, este tipo de tratamiento no está exento de riesgos, ya que puede estar relacionado con efectos secundarios como el crecimiento excesivo de vello, acné o cambios en la voz, además de un posible aumento en el riesgo cardiovascular si no se administra adecuadamente.[4] Por ello, es necesario que se siga investigando sobre este tema para poder definir qué mujeres pueden beneficiarse de terapias con testosterona y disponer de tratamientos adecuados para ellas.[5]

Tratamiento con estrógenos y progesterona. ¡No esperes mucho!

Algo sobre lo que hay evidencia actualmente es que el tratamiento hormonal (TH) resulta muy efectivo para tratar y ali-

[4] Davis, S. R. y Wahlin-Jacobsen, S. Testosterone in women-the clinical significance. *Lancet Diabetes Endocrinol.*, diciembre de 2015, 3(12): 980-992. doi: 10.1016/S2213-8587(15)00284-3. Epub 2015 Sep 7. PMID: 26358173.

[5] Wierman, M. E., Arlt, W., Basson, R., Davis, S. R., Miller, K. K., Murad, M. H., Rosner W. y Santoro, N. Androgen therapy in women: a reappraisal: an Endocrine Society clinical practice guideline. *J. Clin. Endocrinol. Metab.*, octubre de 2014, 99(10): 3489-3510. doi: 10.1210/jc.2014-2260. PMID: 25279570.

viar los síntomas más frecuentes de la menopausia en la mujer como los sofocos, la sudoración nocturna, la sequedad vaginal y los cambios de humor. Si tenemos receptores para estrógenos por todo nuestro cuerpo, es lógico pensar que esta hormona desempeña un papel muy importante en muchas funciones. Los estrógenos ayudan a mantener la densidad ósea y a prevenir la osteoporosis y, en consecuencia, se reduce el riesgo de fracturas óseas.

Si el tratamiento se inicia en la perimenopausia o al inicio de la menopausia, el TH puede reducir el riesgo cardiovascular. Sin embargo, en mujeres mayores de 60 años o después de diez años del inicio de la menopausia puede tener un efecto opuesto; es decir, aumentar el riesgo cardiovascular y los accidentes cerebrovasculares.

Sin embargo, no todas las mujeres se tratan con hormonas en la menopausia. En algunos casos por motivos personales y en otros por contraindicaciones médicas. Lo importante es que tengas una buena relación con tu ginecólogo o ginecóloga para que te explique las opciones que tienes y para que, en caso de decidir tratarte, lo hagas en el momento adecuado y no demasiado tarde; esto es, en la perimenopausia o menopausia temprana.

Las principales contraindicaciones para estos tratamientos están relacionadas con la existencia previa de un historial de cáncer sensible a las hormonas o de ciertas alteraciones cardiovasculares. También conviene saber que hoy en día las opciones de terapia hormonal son diversas y es importante que pruebes para encontrar la que mejor se adapte a ti. La persona más indicada para informarnos de cada caso particular es nuestro médico.

A lo largo del libro te seguiré recordando lo frágil que puede ser el equilibrio de tus hormonas, por lo que antes de tomar nada por tu cuenta, asegúrate de estar en manos de profesionales de la salud expertos en la materia.

TERAPIAS HORMONALES Y ALTERNATIVAS NATURALES

La expectativa de vida en España es de 84 años y es de las más altas de Europa. Casi el 35 % de los españoles tiene más de 50 años, por lo que es cada vez más importante poder ofrecer alternativas que nos ayuden a envejecer mejor.

El número de mujeres en menopausia solo en España supera los trece millones y en 2025 superamos en el mundo los mil millones. Es normal, por lo tanto, que se hable de ello y que se intenten aliviar en lo posible los múltiples síntomas que sufren miles de mujeres y que afectan a su salud física y mental, y una de las mejores maneras son las terapias hormonales.

El TH en perimenopausia y menopausia temprana es muy efectivo, y sin embargo llama la atención las bajas cifras de mujeres tratadas todavía hoy, a veces por desconocimiento o dejadez y otras por desconfianza o porque se opta por otro tipo de terapias o soluciones naturales. Hay muchas mujeres que no pueden tomar hormonas o que prefieren no hacerlo y a las que también debemos ofrecer, en la medida de lo posible, alternativas efectivas para tratar sus síntomas.

En las mujeres, además de la terapia hormonal sustitutiva hay tratamientos hormonales alternativos con mayor o menor efectividad y que siempre se deben usar solo si tu médico te los receta, ya que, a estas alturas del libro, te habrás dado cuenta de la importancia de un adecuado equilibrio hormonal.[6] Entre estas terapias, podemos destacar las siguientes:

- La progesterona intranasal, que se ha usado con éxito para aliviar el insomnio en mujeres en menopausia.
- El ospemifeno, un modulador selectivo de los receptores de estrógenos que se usa para la dispareunia o dolor durante las relaciones sexuales en mujeres con atrofia vaginal. Puede mejorar la elasticidad del tejido vaginal y la lubricación sin ser una terapia hormonal.
- Fezolinetant, una nueva molécula aprobada en 2023 en América y en 2025 en Europa que se usa para aliviar los sofocos y el exceso de sudoración de las mujeres en menopausia.
- Elinzanetant, otra molécula similar a la del fezolinetant, que promete no solo reducir los sofocos, sino mejorar el sueño y el estado de ánimo de mujeres en menopausia. Este fármaco aún no se comercializa, pero nos da una idea del interés que por fin hay a nivel científico de mejorar los síntomas de la menopausia.
- La paroxetina y la venlafaxina son alternativas no hormonales aprobadas para aliviar los sofocos severos,

---

[6] Pop, A. L., Nasui, B. A., Bors, R. G., Penes, O. N., Prada, A. G., Clotea, E., Crisan, S., Cobelschi, C., Mehedintu, C., Carstoiu, M. M. y Varlas, V. N. The Current Strategy in Hormonal and Non-Hormonal Therapies in Menopause-A Comprehensive Review, *Life (Basel)*, 26 de febrero de 2023, 13(3): 649. doi: 10.3390/ life13030649. PMID: 36983805; PMCID: PMC10053935.

ya que mejoran la termorregulación por ser inhibidores selectivos de la recaptación de serotonina.

- La gabapentina, originalmente utilizada para tratar la epilepsia, se ha demostrado que puede reducir la frecuencia y severidad de los sofocos.
- Los bifosfonatos, que se usan con éxito para mejorar la pérdida ósea en mujeres durante la menopausia, aunque con respuesta variable según el caso.

En el caso de los hombres, muchos viven con niveles bajos de testosterona que no pueden ser tratados hormonalmente por problemas de salud, sobre todo de próstata. Como he explicado antes, las hormonas deben usarse solo bajo supervisión médica y siempre que no estén contraindicadas. No todo el mundo puede ni debe tratarse con hormonas. Y por ello existe un goloso mercado de productos, suplementos y remedios más o menos naturales que en el mejor de los casos son inefectivos, y en el peor de los escenarios, dañinos para tu salud. Pero la ciencia sigue avanzando y también se descubren nuevas moléculas eficaces para mejorar la calidad de vida de las personas.

SUPLEMENTOS Y ESTILO DE VIDA

Si haces una búsqueda en Google sobre suplementos para andropausia o menopausia que no necesitan receta médica, verás que hay infinidad de productos que prometen maravillas y que contienen minerales, vitaminas, extractos de plantas… Se podría escribir un libro solo hablando de todo lo que nos venden para mejorar las hormonas, la potencia, el deseo sexual o cualquier aspecto relacionado con su desajuste en los hombres y en las mujeres.

En casi todos los suplementos o productos que venden para mejor la calidad de vida en la andropausia y la menopausia se incluyen vitaminas y minerales. Y esto me lleva al punto con más evidencia científica para mejorar, con hormonas o sin ellas, la calidad de vida, que es llevar un estilo de vida saludable con una buena alimentación, menos sedentaria y con buenas relaciones sociales.

Un estudio reciente[7] ha realizado una revisión exhaustiva sobre el papel que tiene un buen estilo de vida y una buena alimentación para prevenir enfermedades y mejorar la calidad de vida en la menopausia. Las conclusiones principales a las que llegan, que te aseguro que son importantes no solo para las mujeres, sino seguramente también para los hombres, son:

1. Establecer un horario de comidas regular y acorde a las necesidades de tu cuerpo es fundamental. Tu cuerpo agradece la rutina.
2. Evitar el consumo de azúcares simples de absorción rápida es clave para una nutrición equilibrada.
3. Las bebidas azucaradas y alcohólicas deben evitarse en la medida de lo posible.
4. Moderar el consumo de grasas y dulces es importante. La ingesta de grasas saturadas no ha de superar el 10 % de la energía total diaria.

---

[7] Erdélyi, A., Pálfi, E., Tűű, L., Nas, K., Szűcs, Z., Török, M., Jakab, A. y Várbíró, S. The Importance of Nutrition in Menopause and Perimenopause-A Review. *Nutrients*, 21 de diciembre de 2023, 16(1): 27. doi: 10.3390/nu16010027. PMID: 38201856; PMCID: PMC10780928.

5. Se aconseja usar aceites vegetales como el de oliva, girasol, colza, linaza o soja para cocinar o como aderezo. Y yo aquí añado que preferiblemente en España el aceite sea de oliva y virgen extra, que es el que más beneficios ofrece.

6. Es imprescindible el consumo suficiente de ácidos grasos omega-3 y LCPUFA n-3 presentes en la grasa del pescado y en las algas.

7. La ingesta de proteínas debe ser suficiente. Aconsejan unos 0,8 a 1,2 gramos por kilo de peso corporal al día, preferiblemente con la mitad procedente de fuentes vegetales de proteínas bajas en grasas. Si pesas unos 60 kilos, esto equivale a unas tres raciones al día de 100 gramos de alimentos ricos en proteína como legumbres, pescado, carne o huevos.

8. Incorporar legumbres (judías, guisantes, lentejas, garbanzos o soja) al menos una vez por semana es altamente beneficioso.

9. Consumir un mínimo de dos porciones de pescado de mar o de agua dulce a la semana, cada una de 100-120 gramos, es una excelente práctica alimentaria.

10. No debe excederse el consumo de 350-500 gramos de carne roja por semana. La ingesta de productos cárnicos procesados ha de ser ocasional y en pequeñas cantidades. Es recomendable incluir al menos un día sin carne a la semana.

11. Asegurar una ingesta adecuada de calcio, vitamina D, vitamina C y vitaminas del grupo B resulta esencial para el bienestar general.

12. Las frutas y verduras aportan vitaminas, minerales, fibra y antioxidantes que protegen el corazón. Se recomienda consumir cinco porciones diarias, equivalentes a 500 gramos: de tres a cuatro porciones de verduras y entre una y dos porciones de frutas.

13. El consumo diario de 30 gramos de frutos secos sin sal, semillas oleaginosas u otras semillas es beneficioso, teniendo en cuenta el peso corporal para no excederse.

14. Se recomienda incorporar a diario alimentos ricos en fibra, como pan integral, cereales sin azúcar añadido y arroz integral. Las legumbres como las lentejas y los garbanzos son fuentes de fibra excepcionales.

15. El 80 % de la sal consumida proviene de alimentos procesados, y solo el 20 % se añade directamente a los alimentos. Es aconsejable reducir la frecuencia del consumo de productos procesados y acercarse lo más posible a un máximo de 5 gramos de sal diarios, utilizando especias vegetales frescas o secas como alternativa.

16. Adoptar un estilo de vida libre de tabaco es imprescindible para la salud.

17. La actividad física regular es esencial para mantener el bienestar físico y mental.

Dicho esto, voy a mencionar algunos suplementos que considero más relevantes o sobre los que me han preguntado con más frecuencia en la consulta. Aunque hay miles, solo estos tienen suficiente evidencia científica para poder concluir si sirven o no para algo. Seguro que me dejo otros muchos que desconozco. Por eso os recomiendo encarecidamente que si tenéis dudas, y antes de creeros lo que os prometen, consultéis a vuestro médico para que al menos estéis seguros de que no van a dañar vuestra salud antes de probarlos.

Zinc

El zinc es importante para la salud hormonal, tanto en hombres como en mujeres. Si los niveles están bajos, puede afectar a la producción de testosterona en hombres y a la formación ósea y la capacidad cognitiva en ambos sexos. Debido a sus propiedades antioxidantes y antiinflamatorias, el zinc puede mejorar el sistema inmunitario de las personas mayores, pero la suplementación excesiva en ocasiones interfiere en la absorción de otros minerales, por lo que, de nuevo, te recomiendo que consultes a tu médico antes de tomarlo por tu cuenta.

Maca

La maca se extrae de una planta originaria de los Andes y entre las funciones que se le atribuyen están la de aliviar la disfunción sexual, mejorar la energía y el estado de ánimo y equilibrar las fluctuaciones hormonales. Esto la convierte en una opción atractiva para aquellos que buscan alternativas a las terapias tradicionales de reemplazo hormonal. Sin embargo, aunque la maca es generalmente segura, las respuestas individuales pueden variar y las posibles interacciones con medicamentos deben ser monitoreadas con sumo cuidado. Por lo tanto, antes de tomarla, asegúrate de que no interfiera en tu salud y, si es así, comprueba si de verdad notas mejoría para evitar suplementos que no te sirvan para nada.[8]

Creatina

Este suplemento se utiliza a menudo para mejorar la fuerza muscular en hombres con pérdida de masa muscular debido al envejecimiento y el descenso de los niveles de testosterona. Se utiliza también por el mismo motivo en mujeres. La suplementación no ha mostrado claros efectos positivos en personas mayores de 55 años.[9]

En definitiva, es fundamental que sepamos que, aunque los desarreglos hormonales son comunes en ambos sexos, especialmente en el femenino, y que con los años la salud se deteriora de manera natural, cada vez disponemos de más información y tratamientos para que nuestras hormonas puedan equilibrarse mejor y para paliar los efectos de sus desequilibrios. Lo importante, eso sí, es consultar con especialistas que te aconsejen la mejor opción para ti, y no dejarte llevar por falsas promesas.

---

[8] Ulloa del Carpio, N., Alvarado-Corella, D., Quiñones-Laveriano, D. M., Araya-Sibaja, A., Vega-Baudrit, J., Monagas-Juan, M., Navarro-Hoyos, M. y Villar-López, M. Exploring the chemical and pharmacological variability of Lepidium meyenii: a comprehensive review of the effects of maca, *Front Pharmacol*, 19 de febrero de 2024, 15: 1360422. doi: 10.3389/fphar.2024.1360422. PMID: 38440178; PMCID: PMC10910417.
[9] Wu, S. H., Chen, K. L., Hsu, C., Chen, H. C., Chen, J. Y., Yu, S. Y. y Shiu, Y. J. Creatine Supplementation for Muscle Growth: A Scoping Review of Randomized Clinical Trials from 2012 to 2021, *Nutrients*, 16 de marzo de 2022, 14(6): 1255. doi: 10.3390/nu14061255. PMID: 35334912; PMCID: PMC8949037.

CONSEJOS PARA ENTENDER Y CUIDAR TUS HORMONAS
CON LA EDAD

1. En la perimenopausia y la andropausia no te conformes con sentirte mal. Fatiga, cambios de humor, insomnio, pérdida de masa muscular o deseo sexual reducido pueden tener una causa hormonal. Infórmate, busca ayuda profesional y no normalices lo que tiene solución.

2. Las terapias hormonales no son ni milagro ni tabú, así que no te niegues a ellas, aunque siempre con indicación médica. En algunos casos pueden mejorar notablemente tu calidad de vida. Pero no son para todo el mundo ni deben tomarse a la ligera. Personalizar el tratamiento es clave.

3. Ten clara una cosa: no todo lo natural es seguro, ni todo lo artificial es malo. Consulta siempre antes de tomar suplementos o automedicarte.

6
Hormonas y metabolismo

HORMONAS, METABOLISMO Y PESO CORPORAL

Aunque te parezca increíble, en cualquier momento del día dentro de ti se producen miles de millones de reacciones químicas. El metabolismo es el conjunto de todos estos procesos bioquímicos que propician las hormonas en nuestro cuerpo para mantenernos vivos y en funcionamiento. Estas reacciones permiten a tus células generar energía, crear nuevas moléculas, descomponer lo que no sirve, mantener la respiración celular, la síntesis de proteínas, la degradación de los hidratos de carbono, de las grasas…, en fin, de todo lo que comes, y muchas más tareas. El metabolismo es el que regula cómo tu cuerpo utiliza y gasta la energía, desde en mantener la temperatura corporal hasta en permitir la reparación de tejidos y la actividad muscular.

Pero, como es sabido, no todo el mundo tiene el mismo metabolismo y existen diversos factores que determinan estas diferencias:

- **Genética:** los genes que heredamos desempeñan un papel clave en cómo nuestro cuerpo procesa la energía. Algunas personas nacen con un metabolismo más rápido, mientras que otras tienen una tasa metabólica más lenta, lo que afecta la cantidad de calorías que queman en reposo.[1]
- **Edad:** a medida que envejecemos, el metabolismo se ralentiza de manera natural. Esto se debe a la pérdida de masa muscular y a una disminución en los niveles de hormonas que impulsan el metabolismo, como las hormonas tiroideas y la hormona del crecimiento.
- **Sexo:** los hombres y las mujeres tienen diferencias hormonales que afectan el metabolismo basal. Los hombres, en general, tienen más masa muscular que las mujeres, lo que contribuye a una tasa metabólica más alta. Esto es porque, como mencionamos antes, los músculos requieren más energía para mantenerse que el tejido adiposo. La testosterona, que es más abundante en los hombres, promueve el desarrollo muscular, mientras que los estrógenos en las mujeres tienden a facilitar el almacenamiento de grasa.
- **Masa corporal:** el peso de una persona también tiene un impacto significativo en el metabolismo basal. Cuanto más pesa una persona, mayor será su tasa metabólica basal, ya que el cuerpo necesita más energía para mantener una mayor cantidad de masa, tanto grasa como muscular. Sin embargo, la composición

---

[1] Loos, R. J. F. y Yeo, G. S. H. The genetics of obesity: from discovery to biology, *Nat. Rev. Genet.*, 2022, 23: 120-133. <https://doi.org/10.1038/s41576-021-00414-z>.

corporal (la proporción de músculo y grasa) es clave. Las personas con mayor masa muscular queman más calorías, como te explico a continuación.

- **Masa muscular**: como decía arriba, las personas con más masa muscular tienden a tener un metabolismo más rápido porque los músculos requieren más energía para mantenerse que el tejido graso, incluso en reposo.
- **Actividad física**: por último, el nivel de actividad física también influye en gran medida en el metabolismo. Las personas que se ejercitan regularmente no solo queman más calorías durante el ejercicio, sino que también experimentan un aumento en su tasa metabólica en reposo.

Las hormonas, como ya he dicho, son los mensajeros que, de acuerdo con todo esto, regulan tu metabolismo. Entre ellas, hay algunas que influyen directamente en cómo almacenas y utilizas la energía que obtienes de los alimentos. Pueden aumentar o disminuir tu metabolismo, y por lo tanto tu gasto calórico. Es decir, que tienen un papel fundamental en tu peso. Aunque más adelante hablaremos más extensamente de ellas, te voy explicando de manera general por qué algunas hormonas son tan importantes en la regulación de tu metabolismo y cómo influyen en tu composición corporal:

- **Insulina**: es una hormona secretada por el páncreas, ayuda a regular el azúcar en la sangre, ya que facilita la absorción de glucosa por las células, donde esta puede ser usada como energía o almacenada como grasa. Un mal funcionamiento de la insulina puede provocar resistencia a la insulina, un precursor del sobrepeso y la diabetes.

- **Cortisol**: conocida como la hormona del estrés, se libera en respuesta a situaciones de estrés físico o emocional. El exceso de cortisol de forma continuada en nuestro día a día puede promover el almacenamiento de grasa, en particular en el abdomen, y alterar el metabolismo de los carbohidratos, grasas y proteínas.

- **Hormonas tiroideas**: la tiroxina (T4) y la triyodotironina (T3), liberadas por la glándula tiroides, son fundamentales para regular el metabolismo basal, es decir, la cantidad de energía que gasta tu cuerpo en reposo. Un déficit de estas hormonas puede llevar a tener un metabolismo lento y a un aumento de peso, mientras que un exceso acelera el metabolismo, lo que suele provocar una pérdida de peso no controlada.

- **Leptina**: producida por las células de grasa o adiposas, regula el apetito y la saciedad. En teoría, los niveles altos de leptina deberían reducir el hambre, pero en personas con obesidad, la sensibilidad a la leptina puede verse alterada, lo que promueve todo lo contrario: la sobrealimentación y el aumento de peso.

- **Grelina**: esta hormona, liberada principalmente en el estómago, regula el hambre, por lo que aumenta antes de las comidas y disminuye después de la ingesta de alimentos. En personas con sobrepeso, los niveles de grelina suelen ser más elevados, lo que dificulta el control del apetito.

De nuevo vemos cómo, en el caso del metabolismo y el peso, el equilibrio hormonal es fundamental para tu salud y bienestar. Por eso, conocer más a fondo tus hormonas puede ayudarte a comprender mejor tu cuerpo y saber cómo actuar para no alterarlas.

Ahora vamos a profundizar un poco para ver más a fondo algunas de ellas.

Hormonas tiroideas: ¿culpables de todo?

Las hormonas tiroideas son muy conocidas y, con o sin razón, se les echa la culpa de casi todo. Como vas a ver ahora, estas hormonas son tan importantes que sin ellas no podríamos vivir, pero eso no implica que sean las responsables de cualquier cosa que te pase. Y, para que este libro te ayude a resolver muchas de tus dudas, empecemos por ver dónde se sintetizan, qué hacen y cómo se regulan estas hormonas de las que tanto se habla.

Las hormonas tiroideas se forman en la glándula tiroides. Esta glándula está en la base de tu cuello, justo debajo de la nuez de Adán. Tiene forma de mariposa y cada uno de sus lóbulos (lo que serían las alas de la mariposa) suele medir más o menos lo mismo que la parte distal o punta de tus pulgares. Aunque es una glándula pequeña y que no pesa más de 30 gramos, tiene un papel fundamental en el control de tu metabolismo, ya que en ella se producen y almacenan las hormonas tiroideas de las que te he hablado brevemente antes, conocidas como T3 o triyodotironina y T4 o tiroxina.

Estas hormonas tiroideas son esenciales porque cumplen funciones tan importantes como las siguientes:

- Son esenciales para el desarrollo normal del cerebro, los huesos y el sistema nervioso. Durante el primer trimestre del embarazo, el cerebro del feto se está formando y las hormonas tiroideas de la madre se encargan de este proceso. Son importantes también para la fabricación de mielina de las neuronas, necesaria para que se comuniquen entre ellas y asegurar así las funciones motoras y cognitivas del futuro bebé. Asimismo, resultan fundamentales para la formación de los huesos fetales y para asegurar una adecuada estructura ósea. Por eso es tan importante medir los valores de hormonas tiroideas de las mujeres embarazadas desde el momento en que se diagnostica el embarazo, para poder dar el tratamiento adecuado, si fuera necesario, lo antes posible.

- Regulan el metabolismo basal. Son las responsables de aumentar el consumo de oxígeno en los tejidos, para lo cual se necesita energía. Para ello, elevan la cantidad de mitocondrias en las células, ya que las mitocondrias son las encargadas de producir ATP, la principal molécula energética del organismo, a partir de los nutrientes y del oxígeno. Así, las hormonas tiroideas aceleran el metabolismo celular y favorecen la generación de calor y energía. Además, con el mismo cometido de obtener energía, estas hormonas tiroideas también aceleran la digestión de los alimentos para obtener los nutrientes y poder utilizarlos en los diversos procesos. Y esto es lo que aumenta el metabolismo basal.

- Regulación de la glucosa en sangre. Las hormonas

tiroideas influyen en la absorción y el uso de glucosa, ya que no olvides que la glucosa es como la gasolina que tus células necesitan para poder cumplir sus misiones. Y las hormonas tiroideas las hacen trabajar más. Por ello, estas hormonas contribuyen al equilibrio de los niveles de azúcar en sangre. Es también una de las razones por las que, cuando existe un exceso de hormonas tiroideas o hipertiroidismo, puedes notar hambre continuamente y, en muchos casos, incluso perder peso.

- Control de la temperatura corporal. Al principio del libro hablamos de cómo las hormonas están interconectadas desde el cerebro a través de ejes. En este caso, el hipotálamo actúa de termostato. Si detecta que la temperatura del cuerpo es muy baja, envía señales a la hipófisis para que esta estimule al tiroides para producir más hormonas tiroideas. Estas, a su vez, estimulan el metabolismo y hacen que las células del cuerpo trabajen más. Esta actividad metabólica genera más calor, lo que se conoce como termogénesis. Además, cuando estamos en un ambiente frío, las hormonas activan algunos tejidos, como el tejido adiposo marrón o la grasa parda, para mantener la temperatura corporal. Si, por el contrario, el hipotálamo detecta un exceso de calor, inhibe la producción de estas hormonas. Por lo tanto, has de saber que en los ambientes fríos tu metabolismo basal aumenta y gastas más energía o calorías. Asimismo, cabe señalar que si tienes problemas con tu tiroides, entenderás por qué seguramente sientes como que te falla el termostato y tienes calor o frío a todas horas dependiendo de si tu tiroides produce muchas hormonas o pocas.

- Aumento del ritmo cardiaco. Las hormonas tiroideas incrementan la sensibilidad de las células musculares del corazón a la adrenalina y la noradrenalina, por lo que se acelera la frecuencia cardiaca.

- Mantenimiento de los huesos. Junto con la hormona del crecimiento, las hormonas tiroideas son responsables de la formación y del mantenimiento de la densidad ósea en la juventud y en los adultos.

- Síntesis de proteínas. Estas hormonas estimulan la producción de proteínas en las células, lo que resulta crucial para el crecimiento celular y la reparación de tejidos. Por lo tanto, también para frenar o acelerar el envejecimiento.

- Lípidos y colesterol. Las hormonas tiroideas promueven la degradación de lípidos y reducen los niveles de colesterol en la sangre. Por eso el hipotiroidismo puede inducir niveles elevados de colesterol.

Como ves, las hormonas tiroideas son fundamentales para que tu cuerpo funcione correctamente desde antes de que nazcas. Gracias a ellas, nuestras funciones más básicas están reguladas para que todo nuestro organismo funcione bien. Pero, para que nuestra tiroides funcione de forma correcta, esta glándula también necesita ser regulada. Y para ello está el eje hipotálamo-hipófisis, del que a lo largo de este libro vamos a hablar en numerosas ocasiones.

¿Cómo se regula la tiroides?

La actividad de la glándula tiroides está controlada por un sistema de retroalimentación entre tres órganos clave: el hipotálamo, la hipófisis y la glándula tiroidea.

En nuestro cerebro, concretamente en el hipotálamo, cuando se detecta que faltan hormonas tiroideas, se genera la hormona liberadora de tirotropina o TRH. La glándula pituitaria o hipófisis responde al estímulo de la TRH produciendo tirotropina, también conocida como la hormona estimulante de la tiroides (TSH).

La TSH estimula en la glándula tiroidea la producción y liberación de estas hormonas tiroideas T4 y T3 de las que tanto os he hablado. La tiroxina o T4 es la hormona principal, y la mayor parte de la T3 se produce cuando el cuerpo convierte la T4 en T3 en tejidos periféricos como el hígado y los riñones.

Como ves, nuestras hormonas se autorregulan con este ciclo de retroalimentación, así que, como podrás imaginar, un desequilibrio de tus hormonas tiroideas puede ser responsable de infinidad de síntomas y trastornos.

En general, en los casos de exceso de hormonas tiroideas o hipertiroidismo, el cuerpo está «acelerado»: tu metabolismo trabaja al máximo, consumes todo lo que comes, tu corazón late más deprisa y al principio puedes incluso sentirte a «tope» de energía. Pero, a la larga, el exceso de hormonas tiroideas afecta a tu salud física y mental, por lo que, ante la menor sospecha, acude a tu médico para hacerte una analítica.

En los casos de falta de hormonas tiroideas o hipotiroidismo, por el contrario, puedes sentir, como me decía una paciente, «que tu vida va a cámara lenta». Y es que la carencia enlentece tu metabolismo y puedes notar que tu pensamiento va más despacio, que tus digestiones son pesadas, que te hinchas y que te falta energía.

Las causas del exceso o de la falta de hormonas tiroideas son múltiples y, como este no es un libro de medicina, no pretendo de ninguna manera que te autodiagnostiques, lo que sí quiero recalcar es que un adecuado equilibrio tiroideo resulta esencial. No sabes la de veces que he visto en mi consulta pacientes en tratamiento con hormonas tiroideas que no eran necesarias para bajar de peso, controlar sus niveles de azúcar, mejorar su energía u otros disparates similares. Por eso es importante que no «juegues» con ello. No te fíes de todo lo que oigas o leas por ahí.

En el caso de que creas que no te encuentras bien, lo mejor es que vayas a tu médico y que le expliques lo que te pasa o incluso que le comentes tu preocupación por el tiroides, porque basta una simple analítica para ver tus valores de hormonas tiroideas y poder tratarte con rigor.

La importancia del yodo para tu tiroides

Las hormonas tiroideas necesitan yodo para formarse y todavía hoy la deficiencia de yodo es uno de los problemas de salud pública más fácilmente prevenibles que afectan a mayor número de personas en el mundo.

Tener valores adecuados de yodo es fundamental, como hemos visto antes, en mujeres embarazadas y lactantes, por lo que el yodo suele estar en los suplementos que se recomiendan durante el embarazo. Es también muy importante que los niños, los adolescentes y las mujeres en edad fértil consuman suficiente yodo.

En general, en España y en Europa, la tierra no es muy rica en yodo, por lo que con una dieta variada puede faltarnos un adecuado aporte. Por ello seguro que habrás escuchado la recomendación de que consumas sal en poca cantidad, pero yodada.[2] Este consumo, sin embargo, puede estar contraindicado en pacientes que ya tienen patología tiroidea como bocio o hipertiroidismo, por lo que, en caso de duda, consulta siempre a tu médico.

Glucemia e insulina, el ying y el yang

Creo que, a estas alturas, estarás de acuerdo conmigo en afirmar que el cuerpo humano es una maravilla de ingeniería, en la que las hormonas desempeñan un papel fundamental para interconectarlo todo y mantener el equilibrio y la vida. Pero, como puedes imaginar, todo este equilibrio consume mucha batería. Pues bien, aunque no es la única, la glucosa es una de nuestras principales fuentes de energía. Es la «gasolina» o la pila principal de nuestro cuerpo que, en general, solo utiliza otras fuentes de energía, como los ácidos grasos, los cuerpos cetónicos, los aminoácidos, el lactato o el glicerol, cuando las reservas de glucosa son bajas o insuficientes.

[2] Vila, L., Lucas, A., Donnay, S., Vieja, A., Wengrovicz, S., Santiago, P., Bandrés, O., Velasco, I., García-Fuentes, E., Ares, S., Moreno Navarro, J. C., Espada, M., Muñoz, A., Galofré, J. C. y Puig-Domingo, M. (2019). La nutrición de yodo en España. Necesidades para el futuro. *Endocrinología, Diabetes y Nutrición*, 67. doi: 10.1016/j.endinu.2019.02.009.

Como ya sabes, la glucosa necesita de una hormona para poder cumplir sus funciones. Y esta es la insulina. El concepto del ying y el yang representando dos fuerzas opuestas pero complementarias que existen en armonía se adapta perfectamente al funcionamiento de la glucosa y la insulina.

Glucosa, ni más ni menos

La glucosa es lo que llamamos un azúcar simple. En bioquímica, a los hidratos de carbono más «sencillos» o pequeños los llamamos azúcares. Están también la fructosa y la galactosa, que nuestro cuerpo usa de forma distinta. Para no liarnos, diremos que estos otros azúcares se metabolizan sobre todo en el hígado y son convertidos en glucosa u otros productos que el cuerpo puede utilizar como energía.

Ahora volvamos a la glucosa. La mayor parte la obtenemos de los hidratos de carbono que ingerimos con la dieta. De alimentos ricos en ellos, como la fruta, la verdura, los cereales —el trigo del pan o la pasta, el arroz, la avena— o de las legumbres o tubérculos como la patata. También de alimentos procesados ricos en hidratos, como dulces, salsas, refrescos o platos preparados. Al consumir estos alimentos, el cuerpo los digiere y los convierte en glucosa. Luego esa glucosa pasa a la sangre y es transportada a las células del cuerpo en las que se necesita, unida a la insulina.

¿Y qué pasa si no le damos al cuerpo la glucosa de los alimentos? Nuestro cuerpo debe mantener unos valores mínimos de glucosa para evitar la hipoglucemia. De esto saben mucho los diabéticos tipo 1 o insulinodependientes, que controlan continuamente no solo que sus niveles de azúcar en sangre o glucemia no suban, sino también que no bajen demasiado. Una hipoglucemia severa puede costarte la vida.

Por ello, nuestro cuerpo es capaz de obtener glucosa en casos de ayuno prolongado de dos formas principalmente:

- Utilizando las reservas con la glucogenólisis, es decir, sacando glucosa de los depósitos en los que se acumula cuando sobra. La glucosa se almacena principalmente en forma de glucógeno en los músculos y en el hígado. Cuando falta glucosa, descomponemos el glucógeno para recuperar los niveles de azúcar que necesitamos. Por eso es tan importante para los deportistas tener suficientes reservas de glucógeno, que consiguen con dietas ricas en hidratos de carbono.
- Formando nueva glucosa con la gluconeogénesis, es decir, produciendo glucosa principalmente en el hígado y algo en los riñones. Este proceso se llama gluconeogénesis y permite al organismo generar glucosa a partir de compuestos no carbohidratados, como aminoácidos, lactato, glicerol y propionato. Es fundamental en situaciones de ayuno prolongado, ejercicio intenso o cuando los niveles de glucosa en sangre disminuyen.

Insulina: el coche de la glucosa

La insulina es una hormona que el páncreas produce y segrega cuando nuestros niveles de azúcar (glucosa) aumentan en sangre tras comer y digerir alimentos con hidratos de carbono. Su función principal es regular los niveles de glucosa en sangre para mantenerlos dentro de un rango saludable y facilitar la entrada de glucosa en las células de diversos tejidos, especialmente hígado, músculos y tejido adiposo.

Sin insulina, la glucosa no puede entrar en las células de los diversos tejidos, lo cual sería muy grave, ya que, además de dejar a nuestras células sin la energía que necesitan para cumplir sus funciones, haría que la glucosa se acumulara en muchas cantidades en la sangre, un estado conocido como hiperglucemia.

Por tanto, el equilibrio entre los niveles de glucemia e insulina es fundamental, ya que una disfunción en la producción o acción de la insulina, como ocurre por ejemplo en la diabetes, puede llevar a complicaciones graves en el organismo tanto a corto como a largo plazo. La hiperglucemia severa en el corto plazo puede producirte una descomposición metabólica que debe ser tratada con urgencia. Por otro lado, niveles continuos de cifras de glucemia elevadas en sangre pueden dañar tus nervios y/o tus vasos sanguíneos aumentando el riesgo de enfermedades cardiovasculares, insuficiencia renal, pérdida de visión y complicaciones neurológicas.

El intestino manda, cuídalo

Ya habrás oído muchas veces que el intestino es como nuestro segundo cerebro. Por un lado, es porque, aunque te resulte extraño, tenemos millones de neuronas en él, pero además, si lo piensas bien, tiene mucha lógica, ya que sin comer no podemos vivir. Por ello, hace miles de años, cuando conseguir comida no era tan fácil, el hambre era lo que «mandaba». Si no hubieran sido tan importantes las señales procedentes de los intestinos, no habríamos salido a cazar arriesgando la vida ni habríamos caminado kilómetros y kilómetros en busca de algo que llevarnos a la boca. El hambre es uno de los instintos más básicos del ser humano, gracias al cual nuestra especie fue capaz de sobrevivir durante millones de años.

En la actualidad, aunque nuestra existencia ha cambiado sustancialmente, nuestros intestinos siguen siendo fundamentales y sus señales influyen más de lo que creemos en nuestra forma de actuar y en nuestras decisiones. Y, como no podía ser de otra manera, en gran medida estas señales están condicionadas por nuestras poderosas amigas, las hormonas.

Los péptidos intestinales mandan y el cerebro obedece

Los péptidos intestinales son hormonas que se liberan en respuesta a los nutrientes presentes en el intestino y que actúan enviando señales al cerebro y a otros órganos para coordinar las necesidades energéticas del cuerpo. De esta manera, son los que regulan múltiples procesos metabólicos que afectan la digestión, el apetito y el almacenamiento de energía.

Hay muchos tipos, así que te voy a hablar de los principales:

- **GLP-1 (glucagon-like peptide-1)**, la hormona de moda. Este péptido ayuda a disminuir los niveles de glucosa en sangre estimulando la secreción de insulina y reduciendo la secreción de glucagón. Además, enlentece el vaciamiento gástrico y genera sensación de saciedad en el cerebro, reduciendo así el apetito. Podría tener también efectos neuroprotectores, protegiendo a las neuronas y beneficiando la función cognitiva. Y lo llamo la hormona de moda porque este péptido está de actualidad, ya que medicamentos con moléculas análogas de GLP-1 se están usando con muy buenos resultados en diabéticos y en personas con sobrepeso y obesidad. Estos medicamentos se postulan como una de las herramientas más innovadoras en la medicina moderna para el manejo del peso por su capacidad de actuar de forma multifacética en el cuerpo.[3]

- **Grelina,** la hormona del hambre. La grelina se libera principalmente en el estómago y envía señales al cerebro para estimular el apetito. Los niveles de grelina aumentan antes de las comidas y disminuyen después de comer, regulando así la ingesta de alimentos. ¡Por eso te dicen que no hay que tomar decisiones importantes con hambre! La grelina no solo regula el apetito al enviar señales de hambre al cerebro, sino que también afecta otras áreas cerebrales involucradas en el estado de ánimo y la toma de decisiones, principalmente al actuar sobre el sistema límbico, que está asociado con las emociones. Si los niveles de grelina son altos (por ejemplo, cuando tenemos hambre), estas áreas se activan y pueden aumentar los niveles de estrés y ansiedad. Este incremento en la actividad emocional hace que nos sintamos más irritables o de mal humor antes de comer. Sin embargo, cuando el

[3] Pandey, S., Mangmool, S. y Parichatikanond, W. Multifaceted Roles of GLP-1 and Its Analogs: A Review on Molecular Mechanisms with a Cardiotherapeutic Perspective. *Pharmaceuticals*, 2023, 16(6): 836. <https://doi.org/10.3390/ph16060836>.

hambre aumenta, la grelina también impacta en áreas del cerebro asociadas con el control de impulsos y la toma de decisiones, como la corteza prefrontal. Esto significa que, bajo el efecto de altos niveles de grelina, podemos tener más dificultad para tomar decisiones racionales o bien meditadas y es más probable que optemos por opciones rápidas o impulsivas, especialmente aquellas que ofrezcan gratificación inmediata (como alimentos altos en azúcar o grasa), ya que el cerebro, en un estado de hambre, prioriza satisfacer las necesidades energéticas inmediatas en lugar de pensar a largo plazo.

- **Péptido YY (PYY)**, el que te dice que ya no comas más. Liberado después de las comidas, el PYY reduce el apetito y disminuye el ritmo del vaciado gástrico, ayudando a prolongar la sensación de saciedad. Este péptido actúa uniéndose a receptores específicos en el cerebro, en particular en el hipotálamo, el área responsable de regular el apetito. Al activarse estos receptores, el cerebro recibe la señal de «estar lleno», disminuyendo la sensación de hambre. La secreción de PYY también parece seguir un patrón circadiano, que es más alto en ciertas horas del día. Esto sugiere que nuestras hormonas del hambre y saciedad están diseñadas para sincronizarse con nuestros patrones de alimentación naturales, ayudándonos a sentirnos menos hambrientos en momentos en los que el cuerpo debería estar en reposo, como durante la noche. El PYY responde especialmente bien a alimentos ricos en proteínas y fibras. Esta es la razón por la cual, después de una comida alta en proteínas, la sensación de saciedad suele ser más duradera. Además, el efecto del PYY es mayor cuando se consumen alimentos sólidos en lugar de líquidos, quizá porque el cuerpo detecta la masticación y el tránsito digestivo más lento. Estudios recientes han encontrado que la composición de la microbiota intestinal puede influir en los niveles de PYY. Algunas bacterias en el intestino pueden estimular su producción, lo cual significa que la salud del microbioma también desempeña un papel indirecto en la regulación del hambre y la saciedad.[4]

- **Colecistocinina (CCK)**, la que te ayuda a digerir. La CCK se libera en respuesta a la ingesta de grasas y proteínas y promueve la saciedad al actuar en el sistema nervioso central y disminuir el apetito. Pero no solo reduce el apetito, sino que también es clave para la digestión de grasas. Se libera en el intestino delgado y actúa sobre la vesícula biliar, provocando su contracción y la liberación de bilis, fundamental para la emulsificación y digestión de las grasas en nuestro organismo. La CCK, además, tiene un efecto curioso en el sistema nervioso, donde también influye en la respuesta al estrés y la ansiedad. Algunos estudios sugieren que niveles elevados de CCK pueden estar asociados con estados de ansiedad, ya que esta hormona está

---

[4] Martin, A. M., Sun, E. W., Rogers, G. B. y Keating, D. J. The influence of the gut microbiome on host metabolism through the regulation of gut hormone release, *Frontiers in Physiology*, 2019, 10: 428. <https://doi.org/10.3389/fphys.2019.00428>.

involucrada en el sistema de señalización del cerebro que regula el miedo y la respuesta al estrés.[5]

DESEQUILIBRIOS METABÓLICOS MÁS FRECUENTES

El desequilibrio metabólico ocurre cuando tu cuerpo no es capaz de mantener un balance adecuado en su sistema de producción, de gasto, de almacenamiento y de utilización de la energía. Es decir, que se produce cuando se desajustan los procesos bioquímicos que regulan el metabolismo y que sirven para mantener y reparar nuestro cuerpo.

Cuando el metabolismo está en equilibrio, el cuerpo mantiene un balance adecuado entre la energía que ingresa y la que gasta, así como en la producción y eliminación de diferentes sustancias. Sin embargo, hay factores que pueden alterar este equilibrio, como la predisposición genética, desequilibrios hormonales, dieta inadecuada, falta de ejercicio y otros factores ambientales y de estilo de vida.

Lo importante aquí no es que aprendas medicina ni que sustituyas a tu médico, sino que seas consciente de que si tomas decisiones básicas sobre tu manera de vivir, podrás evitar o mejorar muchos de esos desequilibrios de tu metabolismo.

Los desequilibrios metabólicos pueden manifestarse de diferentes maneras, entre las más comunes en nuestros días se encuentran:

---

[5] Crespi, F., On the Role of Cholecystokinin (CCK) in Fear and Anxiety: A Review and Research Proposal. *Journal of Human Psychology*, 2019, 1(2): 1-10. <https://doi.org/10.14302/issn.2644-1101.jhp-19-2766>.

- **Hipotiroidismo e hipertiroidismo.** Las hormonas tiroideas, como hemos visto antes, son cruciales para regular el metabolismo basal y el gasto energético del organismo. Por ello tanto si produces pocas hormonas (hipotiroidismo) como si produces demasiadas (hipertiroidismo), tu metabolismo se verá alterado. A veces los síntomas pueden ser confusos, ya que el tiroides influye, como ya sabes, en muchas otras funciones. Por eso, en caso de duda, no especules y mejor acude a tu médico para hacerte una analítica.

- **Síndrome metabólico.** El síndrome metabólico es una combinación de varios factores de riesgo que acaban alterando el metabolismo y dañando nuestra salud: resistencia a la insulina, hipertensión, niveles elevados de triglicéridos, hipercolesterolemia y exceso de grasa, sobre todo visceral, son algunas de las características de este síndrome tan frecuente en nuestros días y que es el responsable de algunas de las enfermedades que más gente padece en nuestra sociedad, como las cardiovasculares y la diabetes tipo 2.

- **Obesidad.** Ya te habrás dado cuenta de que las hormonas son las jefas en lo que se refiere a regular el apetito, la saciedad y el almacenamiento de energía. La obesidad en la actualidad no se entiende simplemente como el resultado de un exceso de calorías, sino que implica una compleja interacción entre nuestros hábitos de vida y las diferentes hormonas que influyen en la ingesta de alimentos y el metabolismo. Como hemos visto previamente, existen múltiples hormonas involucradas en la regulación del peso y sus implicaciones en la obesidad, entre las que se encuentran la leptina, la grelina, el péptido YY, la colecistoquinina o el análogo del glucagón GLP1. Si tienes obesidad, es probable que no sea solo porque comes más o te mueves menos, sino que en muchas ocasiones tus hormonas o tu predisposición genética no están ayudando. Vete al médico y él te aconsejará.

- **Diabetes mellitus tipo 2.** La diabetes tipo 2 es uno de los desequilibrios metabólicos más comunes en nuestra sociedad y está estrechamente relacionada con la disfunción de la insulina, es decir, con que la insulina deja de «funcionar correctamente». Para entenderlo mejor vamos a simplificar un poco la explicación. Digamos que el exceso continuado de altos valores de glucemia o azúcar en sangre hace que las células se vuelvan «resistentes» a la insulina y, por lo tanto, no llenen sus depósitos con la glucosa, con lo que el torrente sanguíneo se abarrota. El páncreas se «asusta» con tanto azúcar en sangre e intenta compensar produciendo más hormona, pero, claro, como la insulina no funciona correctamente, no surte el efecto adecuado. Además, con el tiempo esta sobreproducción de insulina puede agotarlo, lo que lleva a niveles crónicamente elevados de glucosa en sangre.

Aunque para hacerlo más comprensible, estoy separando los distintos grupos de hormonas, ya te habrás dado cuenta de que, de una manera o de otra, cualquier desequilibrio de una de ellas puede alterar el resto de nuestro organismo y, por tanto, nuestra calidad de vida.

Cuando las dolencias y los desequilibrios aparecen, la mayoría de las veces no puedes hacer mucho más que acudir a tu médico para que te oriente y trate, pero un buen estilo de vida basado en todo lo que te estoy contando es fundamental para prevenirlos y, a veces, para mejorarlos si ya los sufres.

CONSEJOS PARA CUIDAR TU INTESTINO Y, POR ENDE, TUS HORMONAS

1. Tu metabolismo no es solo «rápido» o «lento»: es hormonal. No te culpes si te cuesta perder peso o te sientes sin energía. Factores como la tiroides, el estrés o la resistencia a la insulina influyen mucho más de lo que crees. Tu cuerpo no «falla», necesita equilibrio.

2. El intestino también decide por ti. Cuídalo. Lo que comes, cómo lo digieres y tu microbiota influyen en hormonas que regulan el hambre, la saciedad y el estado de ánimo. Prioriza alimentos reales, fibra, proteínas y muévete más. Tu segundo cerebro te lo agradecerá.

3. Moverte, descansar y comer bien es «medicina metabólica». No subestimes el poder de un estilo de vida saludable. No solo previene desequilibrios hormonales y enfermedades metabólicas: puede ayudar a revertirlos. Tu día a día es tu mejor tratamiento.

7

Estrés y calidad de vida

El estrés en sí mismo no es malo, de hecho, es una respuesta fisiológica y psicológica ante situaciones de amenaza o demanda. Sin una respuesta adecuada al estrés, no habríamos sobrevivido como especie. Y cuando hablamos de estrés, no nos referimos solo a factores de estrés externos, como escapar de una catástrofe, las prisas para llegar a tiempo o cualquier otra situación urgente, sino también a la respuesta de nuestro organismo ante situaciones que nuestro cuerpo identifica como peligrosas, por ejemplo, una infección, una operación quirúrgica o una bajada de azúcar.

El estrés es la respuesta de nuestro cuerpo frente a demandas externas o internas percibidas como desafiantes, amenazantes y que requieren una adaptación. Por ello, el estrés activa tanto el sistema nervioso como el endocrino. Y por eso mismo, cómo no, nuestras queridas hormonas vuelven a ser muy importantes en estos procesos. En este caso, las hormonas involucradas en las respuestas al estrés son principalmente las del llamado eje hipotalámico-hipofisario-adrenal.

Vamos a ver cómo hormonas como el cortisol o la adrenalina preparan nuestro cuerpo para afrontar situaciones de estrés, aumentando nuestros latidos, nuestra presión arterial e incluso nuestros niveles de azúcar en sangre.

En términos evolutivos, el estrés agudo es necesario para la supervivencia, pero cuando este estrés puntual se convierte en crónico, puede tener efectos devastadores en la salud y en la calidad de vida. En este capítulo exploraremos cómo las hormonas del estrés afectan al cuerpo, el impacto del estrés prolongado y las estrategias basadas en la ciencia para gestionarlo de manera efectiva.

El cortisol

El cortisol, conocido como la hormona del estrés, se produce en las glándulas suprarrenales, que son dos pequeñas glándulas situadas, como su nombre indica, en la parte superior de nuestros riñones. Es una hormona que da respuesta a situaciones estresantes.

La producción de cortisol es regulada principalmente por el eje hipotálamo-hipófisis-suprarrenal. Cuando el cerebro percibe una situación estresante, ya sea por factores externos (como una entrevista de trabajo o una situación de peligro) o internos (como una infección de orina o una herida), el hipotálamo libera una hormona, la hormona liberadora de corticotropina o CRH, que viaja hasta la hipófisis. Esta, a su vez, libera corticotropina o ACTH u hormona adrenocorticotrópica, que viaja por la sangre hasta las glándulas suprarrenales y les indica que deben liberar cortisol.

Como una auténtica carrera de relevos hormonal, este proceso es rápido y permite que el cortisol esté disponible para preparar al cuerpo ante el estrés, ya sea aumentando el azúcar en sangre para tener energía inmediata o preparando al sistema inmune para un posible ataque.

Acciones principales del cortisol

- **Incrementa tu energía**: el cortisol moviliza reservas de energía al liberar glucosa en la sangre, garantizando que los músculos y el cerebro tengan suficiente combustible para actuar en situaciones de estrés. Esto lo hace fomentando la producción de glucosa en el hígado. Este proceso se llama gluconeogénesis, y ya te hablé de ella en el capítulo anterior. También ayuda a metabolizar grasas y proteínas para obtener energía cuando las reservas de glucosa no son suficientes.
- **Controla tus ritmos diarios**: el cortisol sigue un ritmo circadiano natural, es decir, que sus valores varían a lo largo del día. Al despertar tenemos los valores más altos y van disminuyendo a lo largo del día. Este patrón contribuye a regular el ciclo de sueño y vigilia, ayudándonos a estar más alerta y con más energía por la mañana y a relajarnos al anochecer. Esta variación diaria en los niveles de cortisol ayuda a preparar el cuerpo y el cerebro para las demandas diarias, estableciendo un ciclo saludable de actividad y descanso.
- **Regula tu presión arterial**: ante una situación de estrés, el cuerpo necesita que la sangre llegue rápido a todos los órganos para poder reaccionar de forma ade-

cuada ante la emergencia. Este aumento de la presión arterial lo consigue el cortisol controlando los niveles de sodio y agua en el cuerpo. El cortisol también actúa ayudando al cuerpo a mantener los valores de presión arterial estable en situaciones de demanda variable, como al hacer ejercicio o como respuesta al estrés.

- **Controla la inflamación**: una de las funciones más importantes del cortisol es su efecto antiinflamatorio. Ante una lesión o infección, nuestro sistema inmunológico responde enviando células y compuestos químicos al área afectada para combatir a los agentes infecciosos y para comenzar la reparación de los tejidos. Este proceso causa inflamación, una reacción normal y necesaria que, si no fuera controlada, podría dañar tejidos sanos. Es el cortisol el que ayuda a reducir esta inflamación moderando la respuesta inmune dentro de un rango seguro y controlado para evitar que el cuerpo reaccione de manera exagerada. Te sorprenderá que el cortisol sea una hormona antiinflamatoria cuando habrás leído muchas veces lo contrario. Como veremos más adelante, esto solo ocurre si hay un exceso continuado de cortisol. Por eso es tan importante que conozcamos mejor nuestras hormonas y cómo intentar mantenerlas en equilibrio para obtener lo mejor de ellas.
- **Interfiere en tu estado de ánimo**: aunque es conocido como la hormona del estrés, el cortisol tiene un papel destacado en la regulación de nuestro estado de ánimo. Niveles adecuados de cortisol nos ayudarán a mantenernos alerta y concentrados, aumentando los niveles de glucosa en sangre para que nuestro cerebro tenga un

suministro constante de energía. Esto es importante en circunstancias / contextos como exámenes, reuniones de trabajo o en situaciones de peligro. De hecho, el cortisol en pequeñas dosis a lo largo del día te ayudará a mejorar tu rendimiento cerebral, aumentando tu capacidad para resolver problemas y tomar decisiones.

- **El cortisol también tiene un papel en el equilibrio de neurotransmisores** que son esenciales para el bienestar y la estabilidad emocional, como la dopamina y la serotonina. Niveles adecuados de cortisol favorecen que tu estado de ánimo sea positivo y estable. Además puede actuar de amortiguador del estrés, permitiéndote afrontar mejor las situaciones difíciles y adaptarte mejor a nivel emocional. Niveles crónicamente altos pueden contribuir a la ansiedad, irritabilidad e incluso depresión, como te explico más adelante con detalle.

Otras hormonas involucradas en la respuesta al estrés

Adrenalina y noradrenalina

Liberadas casi de forma instantánea en respuesta al estrés, estas dos hormonas incrementan la frecuencia cardiaca y la presión arterial, preparando al cuerpo para el modo de lucha o huida. Estas hormonas son producidas por las glándulas suprarrenales y se liberan muy rápido en el torrente sanguíneo cuando el cuerpo detecta una amenaza.

¿Y qué hacen exactamente?

- **Incrementan de la frecuencia cardiaca**: aumentan la frecuencia cardiaca para bombear más sangre y oxígeno a los músculos y al cerebro. Esto asegura que el cuerpo esté listo para reaccionar de inmediato, ya sea para huir o enfrentarse al peligro.

- **Elevan tu presión arterial**: ambas hormonas provocan estrechamiento de las arterias o vasoconstricción, lo que incrementa la presión arterial. Esto garantiza que los órganos y tejidos esenciales, como el cerebro y los músculos, reciban suficiente sangre durante el momento de estrés.

- **También aumentan tu energía**: la adrenalina y la noradrenalina estimulan, como el cortisol, la liberación de glucosa y ácidos grasos en la sangre desde las reservas del cuerpo, proporcionando una fuente rápida de energía. Este aumento de energía es fundamental para que el cuerpo pueda responder al instante y con fuerza en situaciones de emergencia.

- **Aumento de la alerta mental**: además de los efectos físicos, la adrenalina también mejora la agudeza mental y aumenta la concentración, permitiendo que el cerebro se enfoque rápidamente en el peligro y tome decisiones inmediatas.

Vasopresina

Esta hormona también conocida como **hormona antidiurética (ADH)**, participa en la respuesta al estrés, especialmente durante situaciones de **estrés prolongado** o **intenso**. Es producida por el hipotálamo y almacenada en la hipófisis, y tiene un papel esencial en la regulación de los líquidos corporales y la presión arterial.

Entre sus funciones destacan:

- **Retención de agua**: en momentos de estrés, la vasopresina aumenta la **retención de agua** en los riñones, lo que permite que el cuerpo conserve líquidos y mantenga el volumen sanguíneo. Esto es importante, como ya te he comentado antes, para asegurar que el sistema circulatorio funcione de manera óptima durante el estrés, evitando una caída en la presión arterial que pueda dificultar que el flujo sanguíneo llegue a los órganos vitales.
- **Aumento de la presión arterial**: la vasopresina causa una ligera **vasoconstricción** o estrechamiento, de los vasos sanguíneos, lo que contribuye a aumentar la presión arterial. Algo crucial, como ya sabrás a estas alturas del capítulo, para evitar una caída que ponga en riesgo la función cardiovascular y el flujo de oxígeno a los tejidos.
- **Regulación de tus electrolitos**: además, la vasopresina ayuda a regular el equilibrio de los electrolitos, especialmente el sodio, que es fundamental para el funcionamiento adecuado de los músculos y los nervios durante situaciones de estrés.

La respuesta coordinada al estrés

Cada una de estas hormonas tiene un papel específico en la respuesta al estrés, pero todas ellas trabajan de manera coordinada para preparar al cuerpo de forma integral ante cualquier situación crítica. La adrenalina y la noradrenalina actúan casi de inmediato, preparando nuestro organismo para una respuesta rápida, mientras que el cortisol y la vasopresina sostienen la respuesta en el tiempo, regulando el metabolismo, la presión arterial y el equilibrio de líquidos.

En conjunto, estas hormonas aseguran que el cuerpo esté listo para afrontar cualquier situación estresante, manteniendo, no solo la capacidad de reaccionar físicamente, sino también la estabilidad más allá de la primera reacción de funciones esenciales tanto físicas como mentales.

Hasta aquí todo perfecto, esto es un engranaje estupendo, pero el problema surge cuando el estrés pasa de ser puntual y se convierte en crónico y continuo en nuestras vidas, como te explico a continuación.

El estrés crónico y la salud física y mental

Ya te habrás dado cuenta de que nuestro organismo es capaz de reaccionar de manera increíblemente eficiente ante una situación de peligro o de estrés. Pero está claro que si esta situación se mantiene en el tiempo, nuestro cuerpo sufrirá. Porque no es lo mismo tener que correr cien metros porque pierdes un tren que pasarte todo el día corriendo. Estarás de acuerdo conmigo en que estar a tope todo el día es agotador. Y al final el cuerpo se resiente.

Un estrés prolongado en el tiempo puede llevar a enfermedades muy frecuentes en nuestros días, como las siguientes:

Enfermedades cardiovasculares

La exposición continua al cortisol y otras hormonas del estrés aumenta la presión arterial y el riesgo de arteriosclerosis, que es el endurecimiento y estrechamiento de las arterias. Ya hemos visto que el cortisol ayuda a mantener la presión arterial en rangos saludables y estables, lo cual es esencial para el buen funcionamiento del sistema cardiovascular. Sin embargo, si los niveles de cortisol permanecen altos de forma crónica, este equilibrio se altera y puede conducir a una hipertensión que dañe las paredes de nuestras arterias.

Además, el cortisol elevado continuamente favorece la inflamación crónica de bajo grado, un proceso que también contribuye a la acumulación de grasa, colesterol y otras sustancias en las paredes de las arterias. Como resultado se forman placas de ateroma, que endurecen y estrechan los vasos sanguíneos, lo que dificulta el flujo de la sangre.

Diabetes tipo 2 y obesidad abdominal

Cuando el cortisol permanece elevado durante periodos prolongados debido al estrés crónico, el cuerpo mantiene niveles altos de glucosa en sangre, lo que puede conducir a una disminución de la sensibilidad a la insulina. Esto significa que las células se vuelven menos eficientes en la absorción de la glucosa, lo que incrementa el riesgo de desarrollar resistencia a la insulina y, en algunas ocasiones, diabetes tipo 2.

Además, niveles altos de cortisol favorecen el almacenamiento de grasa en la zona abdominal, un tipo de grasa asociada con un mayor riesgo cardiovascular.

Una función esencial en situaciones de estrés agudo, como garantizar que el cuerpo tenga acceso a múltiples fuentes de energía, puede llevar a un desgaste en los tejidos, acumulación de grasa abdominal, resistencia a la insulina y otros problemas metabólicos si este estrés se mantiene en el tiempo. Por eso, el equilibrio y la regulación del cortisol son fundamentales para mantener una buena salud energética y metabólica.

Problemas inmunológicos

El cortisol actúa como un regulador esencial de la inflamación y la respuesta inmune, asegurando que el cuerpo responda de manera efectiva a las amenazas sin causar daño colateral innecesario a los tejidos. Pero cuando el cortisol se mantiene elevado de forma crónica debido al estrés prolongado, su efecto inmunosupresor puede tener consecuencias significativas. El cortisol reduce la actividad de ciertas células inmunológicas, como los linfocitos y los macrófagos, que son esenciales para combatir infecciones y reparar tejidos dañados. Esta supresión continua del sistema inmunológico no solo aumenta la susceptibilidad a infecciones comunes, sino que también puede hacer que el cuerpo tarde más en sanar heridas o recuperarse de enfermedades. Además, este estado inmunosupresor crónico puede favorecer el desarrollo de inflamación de bajo grado en el cuerpo, lo que está relacionado con diversas enfermedades crónicas, como problemas cardiovasculares y ciertos trastornos autoinmunes. Así que mantener el cortisol bajo control es esencial para una función inmune saludable y una recuperación óptima.

Salud mental

En situaciones de estrés a corto plazo, ya has visto que el cuerpo responde con la liberación de hormonas como el cortisol y la adrenalina, que, además de preparar tu cuerpo preparan también tu mente para enfrentar la situación. Sin embargo, cuando este estrés se mantiene en el tiempo, estas hormonas elevadas de forma constante afectan a áreas clave del cerebro, como el hipocampo y la amígdala.

El hipocampo es la región del cerebro responsable de la memoria y el aprendizaje. Los niveles elevados de cortisol durante periodos prolongados pueden reducir el tamaño de esta estructura y afectar la neurogénesis, es decir, la creación de nuevas neuronas. Esto se traduce en problemas de memoria y dificultades para aprender o retener nueva información. Si vives con un estrés constante, seguro que habrás notado en ocasiones problemas para recordar las cosas y para procesar adecuadamente la información.[1]

La amígdala, por otro lado, regula las emociones. Sobre todo el miedo y la respuesta al peligro o estrés. Niveles elevados de cortisol y adrenalina pueden aumentar la reactividad de la amígdala, manteniendo al cerebro en un estado constante de alerta. Esto provocará una mayor sensibilidad a las ame-

---

[1] Dronse, J., Ohndorf, A., Richter, N., Bischof, G. N., Fassbender, R., Behfar, Q., Gramespacher, H., Dillen, K., Jacobs, H. I. L., Kukolja, J., Fink, G. R. y Onur, O. A. Serum cortisol is negatively related to hippocampal volume, brain structure, and memory performance in healthy aging and Alzheimer's disease, *Front Aging Neurosci.*, 12 de mayo de 2023, 15: 1154112. doi: 10.3389/fnagi.2023.1154112. PMID: 37251803; PMCID: PMC10213232.

nazas, lo que incrementa la ansiedad, el miedo y la irritabilidad en situaciones generales de nuestra vida.[2]

Además, el estrés crónico puede llevar a un desequilibrio de neurotransmisores como la serotonina y la dopamina, que son fundamentales para mantener un estado de ánimo estable. Esto puede contribuir al desarrollo de trastornos mentales como la ansiedad y la depresión, ya que el cuerpo pierde su capacidad de relajarse y encontrar equilibrio emocional. Asimismo, el cortisol elevado afecta la calidad del sueño, lo que puede agravar aún más los problemas de salud mental.

Resumiendo, el estrés prolongado cambia la manera en que el cerebro procesa la información y las emociones, lo que puede afectar la salud mental a largo plazo, favoreciendo la aparición de ansiedad, depresión y problemas de memoria.[3]

ESTRATEGIAS PARA MANEJAR EL ESTRÉS Y TUS HORMONAS

Ahora que conoces el impacto que el estrés crónico puede tener en tu equilibrio hormonal y en tu bienestar, es normal sentir cierta preocupación, ya que vivimos en una sociedad donde el estrés parece estar siempre presente, y, muchas veces, evitarlo es un reto imposible. Pero existen estrategias efectivas

---

[2] Duval, F., González, F. y Rabia H. Neurobiología del estrés. *Revista Chilena de Neuropsiquiatría* [en línea], 2010, 48(4): 307-318 [fecha de consulta 13 de noviembre de 2024]. ISSN: 0034-7388. Disponible en: <https://www.redalyc.org/articulo.oa?id=331527722006>.

[3] Davis, M. T., Holmes, S. E., Pietrzak, R. H. y Esterlis, I. Neurobiology of Chronic Stress-Related Psychiatric Disorders: Evidence from Molecular Imaging Studies. *Chronic Stress*, 2017, 1. doi: 10.1177/2470547017710916.

y sencillas que pueden ayudarte a gestionar el estrés y a mantener tus hormonas en armonía. ¿Te animas?

1. Muévete: actividades como caminar, correr, nadar, ejercicios de fuerza o la práctica de yoga ayudan a regular el cortisol y otros neurotransmisores relacionados con el estrés. El ejercicio aeróbico estimula la liberación de endorfinas, conocidas como las hormonas de la felicidad, que inducen una sensación de calma y bienestar. Por otro lado, el entrenamiento de fuerza y actividades como el yoga ayudan a equilibrar el sistema nervioso, activando el sistema parasimpático, que contrarresta los efectos del estrés, ya que promueve la relajación, reduce la frecuencia cardiaca, activa la reparación celular y mejora la digestión. Además, estas prácticas mejoran la calidad del sueño, lo que también reduce los niveles de cortisol y favorece la recuperación.

Para obtener un beneficio máximo es importante que seas constante en la práctica deportiva. Tienes que intentar que practicar deporte sea parte de tu rutina, ya que, como vas viendo a lo largo de este libro, aporta ventajas a tu equilibrio hormonal y a tu salud. Pocas cosas hay tan efectivas y tan fáciles de hacer para mejorar tu bienestar presente y futuro.

2. Desconecta tu cerebro: los momentos de «mente en blanco» activan tu red neuronal por defecto (RND), que es fundamental para reducir tu estrés y aumentar tu creatividad. La RND es un conjunto de regiones del cerebro que se activan cuando no estamos enfocados en tareas específicas y nuestros pensamientos fluyen. Es fácil desconectar cuando recordamos eventos pasados agradables, cuando soñamos despiertos, cuando

nos duchamos, cuando caminamos, hacemos deporte o come-
mos solos sin auriculares ni pantallas que nos distraigan. La
exposición constante a estímulos y tareas distintas a lo largo
del día puede producir una desregulación de esta red, lo cual
afecta seriamente a nuestro bienestar emocional. Al permitir
que el cerebro descanse y reorganice información, la RND
facilita un estado de calma que mejora tu imaginación, tu pensamiento creativo y tu salud mental.[4]

3. Medita un poco más: la meditación consciente reduce de
forma significativa los niveles de cortisol y mejora la respuesta emocional ante el estrés.[5] Esta es una práctica que consiste
en enfocar la atención plenamente en el momento presente sin
juzgarlo ni intentar cambiarlo. Es una herramienta que entre-
na la mente para observar los pensamientos, emociones y sensaciones corporales tal como son, permitiendo aceptarlos sin
reaccionar de manera automática o impulsiva. Al fomentar una
mayor claridad mental y un enfoque calmado, la meditación
te permite afrontar los desafíos diarios evitando reacciones
exageradas. Con el tiempo, esta práctica fortalece la resiliencia
emocional y promueve una vida más saludable y plena.

4. Respira profundamente: ejercicios de respiración lenta y
profunda disminuyen la liberación de cortisol. Al practicar
ejercicios de respiración lenta y profunda, se envían señales de

---

[4] Lanius, R. A., Terpou, B. A. y McKinnon, M. C. The sense of self in the after-
math of trauma: lessons from the default mode network in posttraumatic stress
disorder, *Eur. J. Psychotraumatol.*, 23 de octubre de 2020, 11(1): 1807703. doi:
10.1080/20008198.2020.1807703. PMID: 33178406; PMCID: PMC7594748.
[5] Diez, G. G. y Castellanos, N. Investigación de mindfulness en neurociencia cognitiva. *Rev. Neurol.*, 2022, 74(05): 163-169. doi: 10.33588/rn.7405.2021014.

calma al sistema nervioso parasimpático, lo que promueve un estado de relajación que contrarresta la respuesta al estrés. Esta activación del sistema nervioso parasimpático ayuda a reducir la liberación de cortisol. Además, la práctica regular de respiración profunda puede mejorar la función pulmonar y reducir la presión arterial, contribuyendo al bienestar general.[6]

Incorporar estas técnicas en tu rutina diaria te ayudará de forma sencilla y efectiva a manejar el estrés y a mantener el equilibrio hormonal.

5. Alimentación y suplementación: una dieta equilibrada, basada en el consumo de alimentos ricos en antioxidantes como los vegetales, en ácidos grasos omega-3, presentes en pescados azules, algas o frutos secos, y productos con alto contenido en vitaminas del grupo B (verduras de hoja verde, legumbres y cereales) contribuye a la resiliencia frente al estrés.

Algunos estudios sugieren que complementos alimentarios adaptógenos, como la ashwagandha y el ginseng, pueden ayudar a reducir el cortisol y mejorar la respuesta al estrés. Todavía existe poca evidencia científica sobre sus efectos, aunque hay que reconocer que en algunas partes de Asia hace siglos que se consumen con esta finalidad.[7] Pero antes de to-

---

[6] Ugarte, J., Arrillaga, A. y González, O. Efectos de la respiración controlada sobre los síntomas de estrés y ansiedad en una población de 55 a 65 años: estudio piloto, *Gerokomos*, 2015, 26. doi: 18-22.10.4321/S1134-928X2015000100005.

[7] Panossian, A. G., Efferth, T., Shikov, A. N., Pozharitskaya, O. N., Kuchta, K., Mukherjee, P. K., Banerjee, S., Heinrich, M., Wu W., Guo, D. A. y Wagner, H. Evolution of the adaptogenic concept from traditional use to medical systems: Pharmacology of stress- and aging-related diseases. Med. Res. Rev., enero de 2021, 41(1): 630-703. doi: 10.1002/med.21743. Epub 2020 Oct 25. PMID: 33103257; PMCID: PMC7756641.

marlos déjate asesorar por tu médico para evitar comer algo que no te siente bien.

6. Apoyo psicológico: la terapia cognitivo-conductual (TCC) puede resultar una herramienta efectiva para reducir el estrés, ya que ayuda a las personas a identificar y modificar patrones de pensamiento negativos o distorsionados que aumentan la percepción de situaciones estresantes. Con la ayuda de un psicólogo, a través de la TCC, se aprenden nuevas formas de interpretar y reaccionar ante los desafíos, promoviendo pensamientos más realistas y útiles, y desarrollando habilidades para mejorar la respuesta a las situaciones que nos generan estrés.

7. Redes de apoyo social: tener relaciones sólidas con amigos, familiares y otras personas cercanas es fundamental para afrontar los efectos negativos del estrés. Las personas más allegadas pueden ofrecerte consuelo emocional, asesoramiento y una sensación de pertenencia. Cultivar y mantener relaciones sociales saludables no solo mejora la calidad de vida, sino que también fortalece nuestra resiliencia frente a los desafíos cotidianos, proporcionando una red de seguridad emocional en tiempos difíciles.

El control del estrés es crucial no solo para mantener una buena salud física, sino también para preservar el bienestar mental. Entender cómo funcionan las hormonas del estrés y aprender a gestionarlas puede ser la clave para mejorar significativamente tu calidad de vida. Espero que estos consejos te sirvan de ayuda.

8

Hormonas y salud mental

Las hormonas como mensajeros químicos de nuestro cuerpo son también capaces de influir profundamente en cómo pensamos, sentimos y actuamos. Si bien solemos hablar de ellas en contextos más físicos, como los del metabolismo, el crecimiento o la reproducción, su impacto en el cerebro es igual de importante. De hecho, muchas de las emociones, comportamientos y estados mentales que experimentamos tienen raíces hormonales. Lo hemos visto de manera indirecta en los capítulos anteriores al hablar de las hormonas sexuales o de los efectos devastadores que puede tener el estrés crónico, pero ahora te lo voy a explicar con detalle: el equilibrio hormonal no solo es esencial para nuestra salud física, sino también para mantener un estado emocional estable y una mente clara.

Cuando las hormonas están en sincronía, el cerebro procesa información, gestiona emociones y responde al estrés de manera óptima. Sin embargo, un desequilibrio hormonal puede desencadenar trastornos del estado de ánimo, alteraciones en la memoria y problemas cognitivos. Por ello, entender cómo tus hormonas afectan al cerebro es clave para entender lo que te pasa y mejorar tu salud mental y emocional.

RELACIÓN ENTRE HORMONAS Y ESTADOS EMOCIONALES

Las hormonas son mucho más que reguladores biológicos. Pueden ser las responsables de que un día, sin motivo aparente, te sientas triste o, por el contrario, capaz de enfrentarte a cualquier desafío. Tus niveles hormonales y, sobre todo, su equilibrio, desempeñan un papel fundamental en tu estado emocional y en tu capacidad para tomar decisiones y procesar adecuadamente la información.

Vamos a ver con precisión de qué manera ciertas hormonas pueden influir en tu cerebro.

Estrógenos y progesterona: los moduladores del bienestar emocional

Los estrógenos y la progesterona no solo intervienen en el sistema reproductivo, sino que tienen un impacto directo en el cerebro. Durante el ciclo menstrual, el embarazo y la menopausia, sus niveles fluctúan, generando cambios emocionales significativos.

- **Estrógenos**: potencian la actividad de algunos neurotransmisores clave como la serotonina, conocida por su efecto estabilizador en el ánimo, y la dopamina, asociada con la motivación y el placer. Por eso, en los primeros días del ciclo menstrual, en los que los estrógenos están elevados, las mujeres suelen experimentar una mayor energía y bienestar. Sin embargo, su caída abrupta en momentos como tras la ovulación, en los últimos días del ciclo o después del parto, puede desencadenar episodios de ansiedad o incluso depresión. Y aunque solemos hablar de los estrógenos como hormonas femeninas, también están presentes en los hombres, donde contribuyen a la función cerebral, al estado de ánimo y al deseo sexual. Cuando sus niveles disminuyen, pueden aparecer síntomas como tristeza, irritabilidad, apatía o pérdida de interés por las actividades habituales.

- **Progesterona**: la progesterona se metaboliza en el cerebro y se convierte en alopregnenolona, que actúa como una neurohormona. Concretamente potencia la acción del GABA (ácido gamma-aminobutírico), un neurotransmisor inhibitorio, que reduce la ansiedad y mejora el sueño y la estabilidad emocional. Su desequilibrio en las mujeres es muy común en los días previos a la menstruación y suele intensificar la irritabilidad y generar esos sentimientos de tristeza tan típicos del síndrome premenstrual.

Testosterona: no solo modula la agresividad

La testosterona es una hormona con gran implicación en nuestro cerebro y nuestras emociones, tanto en mujeres como en hombres. Además de influir en nuestra agresividad, regula la autoestima, la motivación, la competitividad y nos ayuda a manejar el estrés. En dosis equilibradas, la testosterona contrarresta los efectos negativos del cortisol ayudando a mantener la calma.

La testosterona actúa principalmente en el sistema límbico, que es la parte del cerebro que controla la emociones. Y también actúa en la corteza prefrontal, la región del cerebro encargada de la toma de decisiones y el control de impulsos.

Los niveles bajos de testosterona se asocian con depresión, fatiga, pérdida de interés por actividades cotidianas, así como con la disminución del deseo sexual y de la autoestima. Por otro lado, niveles elevados de testosterona pueden llevar a consultas impulsivas, mayor irritabilidad e incluso agresiones si no se modula de manera adecuada.

Aunque la testosterona suele asociarse a la competitividad y a la agresividad, también es la encargada de fomentar la formación de vínculos sociales, como el instinto de protección de los seres queridos y el de la búsqueda de la justicia.

En las mujeres, aunque los niveles son menores, esta hormona también es fundamental para mantener el deseo sexual, la energía y la autoestima. Su influencia a nivel emocional es más sutil, pero igual de importante.

Cortisol: el doble filo del estrés

El cortisol, la hormona del estrés, prepara el cuerpo y el cerebro para enfrentar desafíos. Liberado por las glándulas suprarrenales, este mensajero químico incrementa la energía a corto plazo. Sin embargo, su sobreproducción prolongada puede ser devastadora para la salud mental.[1]

En niveles moderados mejora la memoria y la concentración, optimizando nuestra capacidad de retener información relevante y responder de manera efectiva a problemas inmediatos. Además nos ayuda a mejorar la atención y, como activa la corteza prefrontal, hace que procesemos datos rápidamente y seamos capaces de tomar decisiones bajo presión, algo que puede ser sumamente útil en exámenes, en entrevistas de trabajo o en situaciones de peligro.

En exceso, el cortisol atrofia el hipocampo, responsable de la memoria y el aprendizaje, y sobreestimula la amígdala, intensificando emociones como la ansiedad y el miedo y exagerando en general las respuestas emocionales. Esto explica por qué cuando vivimos con estrés continuo solemos estar más irritables, saltamos a la mínima y nos cuesta manejar las emociones.

Oxitocina: la hormona del amor y la conexión

La oxitocina es esencial para crear y reforzar vínculos emocionales. Liberada en momentos de conexión íntima, como el contacto físico o el parto, esta hormona regula la amígdala, reduciendo el miedo y la ansiedad.

Esto consigue que seamos capaces de afrontar las relaciones de tú a tú y no subestimarnos, promueve la confianza

---

[1] Dhabhar, F. S. The short-term stress response - Mother nature's mechanism for enhancing protection and performance under conditions of threat, challenge, and opportunity. *Front Neuroendocrinol.*, abril de 2018, 49: 175-192. doi: 10.1016/j. yfrne.2018.03.004. Epub 2018 Mar 26. PMID: 29596867; PMCID: PMC5964013.

y la empatía, fortaleciendo las relaciones interpersonales y facilitando la construcción de relaciones positivas y sanas. En contextos de interacción social como en el trabajo, también potencia una buena relación y colaboración con el equipo.

Por el contrario, si tienes un déficit de oxitocina, puedes tener problemas en la formación de vínculos afectivos y aumentar el riesgo de soledad o aislamiento social, condiciones que afectan negativamente la salud emocional.

Además de con el contacto físico, podemos aumentar los niveles de oxitocina compartiendo un rato agradable con los amigos o con los compañeros de trabajo. Las conversaciones y las risas aumentan nuestra oxitocina. También la estimulan los actos altruistas, como ayudar a alguien o expresar nuestra gratitud. El cuidado de los hijos pequeños es otro estímulo para su producción, ya que refuerza el vínculo parental. Actividades en grupo como bailar, cantar o hacer ejercicio son otro buen activador de la oxitocina. Y, para los que se muevan menos, el chocolate negro, las técnicas de relajación y el contacto son otras formas de aumentar los valores de la hormona de la felicidad. No parece tan difícil, ¿verdad?

Hormonas tiroideas: para no quedarte sin pilas

Las hormonas T3 y T4, producidas por la glándula tiroides, son otras piezas esenciales para la salud cerebral. Alteraciones en sus niveles óptimos pueden provocar desequilibrios emocionales importantes.

El hipotiroidismo, que se caracteriza por niveles bajos de hormonas tiroideas, por ejemplo, desacelera el metabolismo cerebral, lo que puede acarrear una dificultad para la concentración, olvidos frecuentes y sensación de «lentitud mental». También puede desencadenar síntomas emocionales como tristeza y apatía.

El hipertiroidismo o exceso de hormonas tiroideas, por el contrario, provoca en el cerebro un estado de hiperactividad. Las personas con hipertiroidismo sienten que están aceleradas, con lo que tienen dificultad para relajarse y para dormir. Esto suele ir acompañado de ansiedad, irritabilidad y malestar emocional y, por este motivo, en algunos casos, no en todos, pueden ser pacientes difíciles de tratar, ya que, con frecuencia, abandonan el tratamiento e incluso pueden llegar a mostrarse desconfiados o agresivos. Tienen una gran labilidad emocional y pueden pasar de la alegría al llanto en un momento. Se emocionan con facilidad cuando se les explica por qué se sienten tan inestables emocionalmente, ya que por fin consiguen entender lo que les pasa. Necesitan ser tratados por profesionales con experiencia y con empatía, que sepan controlar estos comportamientos y que intenten ganarse su confianza. No son ellos los culpables de su inestabilidad emocional. Son sus hormonas. Y si alguien ha pasado por ello, podrá contaros mejor su experiencia.

Adrenalina y noradrenalina: el motor de las emociones intensas

Estas hormonas, liberadas en situaciones de peligro o emoción intensa, activan la respuesta de lucha o huida. Aunque necesarias en momentos críticos, su exceso y prolongación en el tiempo puede generar estados de alerta constante, contribuyendo a trastornos de ansiedad y ataques de pánico.

Impacto de las hormonas en trastornos mentales como la depresión y la ansiedad

La ansiedad y la depresión son dos de los trastornos mentales más prevalentes tanto en España como en el resto de Europa. En un estudio realizado recientemente en España,[2] el 72 % de los españoles dice haber sufrido, aunque solo sea unos pocos días al año, estrés o ansiedad. Este mismo estudio revela que el 82,2 % ha sufrido al menos uno de los dos trastornos y que esto ha interferido, en mayor o menor medida, en su calidad de vida. El mismo estudio observa cómo estos trastornos afectan más a las mujeres que a los hombres y se dan con más frecuencia entre los jóvenes de 18 a 25 años.

Se atisban múltiples causas en estos trastornos, y las hormonas tienen un papel innegable en ellos. Veremos a continuación qué sucede con ellas en cada caso.

Depresión: el papel de las hormonas en el cerebro deprimido

- **Estrógenos y serotonina:** los estrógenos potencian la actividad de la serotonina, un neurotransmisor clave en la regulación del estado de ánimo. Un nivel reducido de estrógenos, como ocurre en momentos como la menopausia o el posparto, puede disminuir la disponibilidad de serotonina, lo que contribuye a síntomas depresivos como la tristeza persistente,

---

[2] VII Salud y estilo de vida, AEGON, 2024. <https://fr.zonesecure.net/149562/. VIIEstudioSaludyVida/#page=1>.

la apatía y la falta de interés por actividades cotidianas.[3]

- **Testosterona**: aunque suele relacionarse con la libido y la masa muscular, la testosterona también actúa como modulador del estado de ánimo. Niveles bajos de testosterona se asocian con tristeza, fatiga, irritabilidad, baja autoestima y pérdida de interés por las actividades cotidianas, especialmente en hombres con hipogonadismo o en etapas de andropausia, pero también en mujeres tras la menopausia. Su déficit puede aumentar la vulnerabilidad emocional y favorecer síntomas depresivos.

- **Cortisol crónicamente elevado**: el estrés prolongado y los niveles excesivos de cortisol pueden dañar el hipocampo, una región del cerebro esencial para la memoria y la regulación emocional. Este daño no solo contribuye a los síntomas depresivos, como la falta de concentración y la pérdida de memoria, sino que también afecta la capacidad de la persona para procesar eventos positivos, perpetuando un estado de ánimo bajo y una mayor predisposición a la depresión.

- **Hormonas tiroideas (T3 y T4)**: el hipotiroidismo, caracterizado por niveles bajos de hormonas tiroideas, está estrechamente relacionado con la depresión.[4] La disminución de estas hormonas ralentiza la función

[3] Soares, C. N. Depression and Menopause: Current Knowledge and Clinical Recommendations for a Critical Window, *Psychiatr. Clin. North Am.*, junio de 2017, 40(2): 239-254. doi: 10.1016/j.psc.2017.01.007. Epub 2017 Mar 6. PMID: 28477650.
[4] Nuguru, S. P., Rachakonda, S., Sripathi, S., Khan, M. I., Patel, N. y Meda, R. T. Hypothyroidism and Depression: A Narrative Review., *Cureus*, 20 de agosto de 2022, 14(8): e28201. doi: 10.7759/cureus.28201. PMID: 36003348; PMCID: PMC9392461.

cerebral, generando fatiga, lentitud mental y sentimientos de tristeza, síntomas que a menudo se super-
ponen con los de la depresión clínica.

Ansiedad: el desequilibrio hormonal en un cerebro hiperactivo

- **Cortisol y adrenalina**: en personas con trastornos
de ansiedad, los niveles de cortisol suelen estar crónicamente elevados. Esto hiperestimula la amígdala, la
región del cerebro que procesa el miedo, mante-
niéndola en un estado constante de alerta. Además,
la liberación excesiva de adrenalina amplifica los
síntomas físicos de la ansiedad, como el ritmo cardiaco acelerado y la respiración entrecortada, crean-
do un ciclo que te mantiene en constante estado de
agitación.
- **Progesterona y GABA**: la progesterona ayuda a regular el GABA, el neurotransmisor que calma el cerebro y reduce la ansiedad, así que un descenso en sus
niveles, como por ejemplo ocurre en la menopausia,
tras el parto, en la fase premenstrual o en momentos
de estrés extremo, puede disminuir la acción del
GABA, dejando al cerebro más vulnerable ante los
síntomas de ansiedad.[5]

---

[5] Bencker, C., Gschwandtner, L., Nayman, S., Grikšienė, R., Nguyen, B., Nater, U. M., Guennoun, R., Sundström-Poromaa, I., Pletzer, B., Bixo, M. y Comasco, E. Progestagens and progesterone receptor modulation: Effects on the brain, mood, stress, and cognition in females, *Front Neuroendocrinol*, 6 de noviembre de 2024, 76: 101160. doi: 10.1016/j.yfrne.2024.101160. Epub ahead of print. PMID: 39515587.

- **Testosterona:** aunque comúnmente se asocia con características físicas y de comportamiento en los hombres, niveles bajos de testosterona pueden contribuir a potenciar síntomas de ansiedad, tanto en hombres como en mujeres. Esto sucede porque la testosterona actúa como un modulador emocional, ayudando a reducir la reactividad de la amígdala y promoviendo una sensación de confianza. Su déficit puede aumentar la susceptibilidad al miedo y a las preocupaciones excesivas.[6]

Cambios hormonales en las mujeres y su relación con la salud mental

A lo largo de la historia, las mujeres hemos sido con frecuencia etiquetadas de histéricas o locas como una forma de insulto, en parte debido a una comprensión limitada de las fluctuaciones hormonales y su impacto en el estado emocional.

Desde la pubertad hasta la menopausia, las mujeres sufrimos continuos cambios hormonales que interfieren necesariamente en nuestro equilibrio psicológico. Es evidente que, aunque no todas las mujeres se ven afectadas en la misma medida, existe una subpoblación con mayor sensibilidad a estos cambios hormonales que experimenta alteraciones significativas en el estado de ánimo, cognición y comportamien-

---

[6] Hutschemaekers, M. H. M., Kleine, R. A. de, Hendriks, G. J., *et al.* The enhancing effects of testosterone in exposure treatment for social anxiety disorder: a randomized proof-of-concept trial. Transl. Psychiatry, 2021, 11: 432. <https://doi.org/10.1038/s41398-021-01556-8>.

to.[7] De ahí que hoy le demos tanta importancia a abordar la salud mental femenina desde una perspectiva científica, empática y sin estigmas.

Por otro lado, un mayor conocimiento de nuestras variaciones hormonales puede ayudarnos a entender mejor nuestras emociones, por lo tanto, disponer de más información sobre nuestras hormonas revertirá en una mayor salud mental y relacional.

Ciclo menstrual: ciclo emocional

Como ya te expliqué en el capítulo 3, el ciclo menstrual es un proceso complejo que involucra fluctuaciones en los niveles de estrógenos, progesterona, hormona luteinizante (LH) y hormona folículo estimulante (FSH). Estas variaciones hormonales no solo preparan al cuerpo para un posible embarazo, sino que también tienen un impacto directo en el estado de ánimo, el comportamiento y la forma en que las mujeres experimentan su día a día.

- **Fase folicular: un impulso emocional positivo.** En esta fase inicial del ciclo, los niveles crecientes de estrógenos tienen un efecto estabilizador y energizante en el estado de ánimo. Como mencionamos anteriormente, esta es la etapa más estable a nivel emocional para muchas mujeres. El aumento de los estrógenos

---

[7] Duval, F.; Jautz-Duval, M., González, F. y Rabia, H., Bases neurobiológicas de vulnerabilidad psiquiátrica a lo largo de las etapas de la vida hormonal de la mujer, *Revista Chilena de Neuropsiquiatría*, 2010, vol. 48, 4: 292-306. ISSN: 0034-7388. <https://www.redalyc.org/articulo.oa?id=331527722005>.

también potencia la producción de serotonina y dopamina, neurotransmisores clave en la sensación de bienestar y motivación. Este efecto positivo en el estado de ánimo hace que las mujeres experimenten una mayor capacidad para socializar y concentrarse.

- **Ovulación: confianza y receptividad.** Durante la ovulación, los niveles de estrógeno alcanzan su punto máximo, como ya hemos descrito, aumentando la sociabilidad y la libido. Desde un punto de vista emocional, esta fase se asocia con una mayor confianza en uno mismo y una sensación de plenitud, que puede estar vinculada a un propósito evolutivo: maximizar las probabilidades de interacción social y reproducción. Sin embargo, algunas mujeres en esta fase suelen sentir ansiedad o irritabilidad. Esto puede deberse al rápido cambio hormonal que se produce tras el pico de estrógenos y al aumento simultáneo de la hormona luteinizante (LH), lo que genera una mayor sensibilidad emocional en algunas mujeres.

- **Fase lútea: la complejidad emocional.** Tal y como describimos en el capítulo 3, esta fase es la más propensa a los cambios de humor, debido al aumento de la progesterona y a su posterior disminución en caso de no haber embarazo. Más allá de los síntomas físicos, es crucial destacar que esta etapa puede intensificar emociones como la tristeza, la irritabilidad o incluso la ansiedad en mujeres más sensibles a los cambios hormonales. Esto ocurre, en parte, debido a la disminución del efecto calmante de la progesterona en el sistema nervioso, que deja al cerebro más vulnerable al estrés. Adicionalmente, algunas mujeres experimentan lo que se conoce como **síndrome premenstrual (SPM)**, una combinación de síntomas emocionales y físicos, del que ya hablamos en el capítulo 3, que puede afectar a su bienestar diario y a su salud mental.

Quiero recordarte que casi el 18 % de las mujeres padecen con mayor o menor gravedad el SPM y que alrededor del 3 % al 8 % lo sufren en su forma más severa, pudiendo derivar en el **trastorno disfórico premenstrual (TDPM)**, una condición que se caracteriza por episodios de depresión, irritabilidad extrema y una percepción negativa de sí mismas y de su entorno.

Es esencial destacar que la respuesta emocional a estas fluctuaciones varía ampliamente entre las mujeres. Debemos evitar caer en estereotipos y no olvidar que, aunque las hormonas son importantes, hay muchos otros factores que influyen en el ánimo.

El posparto: una caída hormonal abrupta

El periodo posparto representa uno de los cambios hormonales más significativos que puede darse en la vida de una mujer. Tras el parto, los niveles de estrógeno y progesterona, que se mantuvieron elevados durante todo el embarazo, disminuyen muy deprisa, lo que puede desestabilizar el equilibrio emocional mucho.

Esta caída hormonal está directamente relacionada con el desarrollo de la depresión posparto (DPP) en algunas mujeres. Varios estudios han demostrado que los niveles bajos de estrógenos afectan la regulación de la serotonina, un neurotransmisor clave en el control del ánimo. Esto, combinado con la privación de sueño y las demandas físicas y emocionales del cuidado de un recién nacido, crea un terreno fértil para la DPP.

La oxitocina, la hormona del amor, no solo desempeña un papel esencial en la formación del vínculo afectivo entre madre e hijo, sino que puede paliar los efectos de esta caída brusca de estrógenos y progesterona tras el parto. Por ello, para aumentar los niveles de oxitocina, se recomienda desde el momento del parto un contacto estrecho de la madre con su bebé, la lactancia materna cuando sea posible e intentar reducir todas las situaciones que puedan estresar a la madre.

En los últimos años se ha avanzado mucho en el diagnóstico y tratamiento tempranos de la DPP para mejorar la salud materna y la del recién nacido. Hoy sabemos que la DPP puede dificultar el vínculo madre-hijo, alterar la lactancia y disminuir la respuesta emocional y física de la madre, lo que repercute en el desarrollo emocional, cognitivo y social del bebé.

La menopausia: un cambio hormonal permanente

Mientras que los cambios hormonales durante el ciclo menstrual y el posparto son transitorios, la menopausia marca un cambio permanente en los niveles hormonales de las mujeres. Este proceso, que suele ocurrir entre los 45 y los 55 años, se caracteriza por la disminución progresiva de los estrógenos y la desaparición de la progesterona debido al cese de la función ovárica.

La reducción de estrógenos tiene un impacto directo en el sistema nervioso central y afecta a neurotransmisores como la serotonina y la dopamina. Esto explica la presencia frecuente de síntomas como ansiedad, irritabilidad, tristeza y, en algunos casos, depresión clínica durante esta etapa de la mujer.[8] Además, esta reducción también afecta a la plasticidad cerebral, lo que puede explicar la sensación de «neblina mental» y las dificultades cognitivas reportadas por muchas mujeres durante esta etapa.

Los niveles bajos de estrógenos también alteran la regulación del sueño, lo que provoca insomnio en muchas mujeres durante la menopausia. Esta falta de sueño, como es natural, puede agravar los síntomas emocionales y dificulta la capacidad de afrontar los cambios físicos y emocionales propios de esta etapa.

Durante la menopausia, el estrés crónico puede intensificar los desequilibrios hormonales. Los niveles elevados de cortisol, junto con la disminución de los estrógenos, amplifican la reactividad emocional y aumentan el riesgo de depresión y ansiedad.

Hoy sabemos que la terapia hormonal sustitutiva con estrógeno, en los casos en los que no esté contraindicado, puede reducir significativamente los síntomas depresivos en mujeres menopáusicas, especialmente si se inicia durante la perimenopausia o en las primeras etapas de la menopausia.[9]

---

[8] Albert, K. M. y Newhouse, P. A. Estrogen, Stress, and Depression: Cognitive and Biological Interactions. Annu. Rev. Clin. Psychol., 7 de mayo de 2019, 15: 399-423. doi: 10.1146/annurev-clinpsy-050718-095557. Epub 2019 Feb 20. PMID: 30786242; PMCID: PMC9673602.
[9] Gleason, C. E., Dowling, N. M., Wharton, W., Manson, J. E., Miller, V. M., Atwood, C. S., Brinton, E. A., Cedars, M. I., Lobo, R. A., Merriam, G. R., Neal-

La deficiencia prolongada de estrógenos podría alterar la capacidad del organismo para responder eficazmente al tratamiento, ya que se producen alteraciones en la expresión y en la función de los receptores de estrógenos.

Existen contraindicaciones para el uso de la TH, por lo que cada caso debe ser evaluado de forma individual. Por ello, es importante que busquemos médicos con formación actualizada para iniciar el tratamiento en una fase temprana si tu caso lo requiere.

A pesar de esta evidencia, según los datos de la Asociación Española para el Estudio de la Menopausia (AEEM), solo el 4% de las mujeres sintomáticas menopáusicas y el 2,35% de las que están en la perimenopausia utilizan terapia hormonal, cifras que contrastan con el 20% de hace dos décadas. Esta disminución en el uso de la terapia hormonal se atribuye a varios factores:

- El miedo a los efectos secundarios, que persiste tras la publicación de estudios como el Women's Health Initiative (WHI) en 2002 y el Million Women Study (MWS) en 2003, que generaron preocupación al asociar la terapia hormonal con un mayor riesgo de cáncer de mama y enfermedades cardiovasculares. Investigaciones posteriores, reanalizando estos datos, han matizado estos riesgos, demostrando que la TH, uti-

Perry, G., Santoro, N. F., Taylor, H. S., Black, D. M., Budoff, M. J., Hodis, H. N., Naftolin, F., Harman, S. M. y Asthana, S. Effects of Hormone Therapy on Cognition and Mood in Recently Postmenopausal Women: Findings from the Randomized, Controlled KEEPS-Cognitive and Affective Study, *PLoS Med.* 2 de junio de 2015, 12(6): e1001833; discussion e1001833. doi: 10.1371/journal.pmed.1001833. PMID: 26035291; PMCID: PMC4452757.

lizada de forma adecuada en mujeres sanas menores de 60 años y en los primeros diez años después de la menopausia, es una opción segura y efectiva.

- La hormonofobia o temor generalizado al uso de hormonas, que, acompañado de profesionales poco actualizados sobre los beneficios de estos tratamientos, ha llevado a muchas mujeres a rechazar o a no recibir tratamientos hormonales, incluso cuando podrían beneficiarse de ellos.

Insisto por ello en que es importante que las mujeres en menopausia, e incluso en los años previos, consulten con profesionales de la salud para evaluar los beneficios y riesgos de la terapia hormonal en su caso particular. Una decisión informada puede mejorar significativamente la calidad de vida durante esta etapa.

Así que, no lo olvides, el equilibrio hormonal es clave no solo para la salud física, sino también para el bienestar mental y emocional. Al entender la influencia de las hormonas en el cerebro, puedes reconocer cómo afectan a tu estado de ánimo, a tu rendimiento cerebral o al manejo del estrés. Promover su equilibrio a través de hábitos saludables y tratamientos adecuados es fundamental para mantener una mente clara y un estado emocional estable, por lo que te propongo seguir con el siguiente capítulo en el que veremos cómo «mimar» tus hormonas.

9
Estilo de vida y hormonas

Microbiota y hormonas

Con la información que tenemos en la actualidad, es increíble pensar lo indiferentes que hemos sido los científicos en general a los millones de microorganismos que habitan nuestro cuerpo. Menos mal que la ciencia avanza cada día y nos hace replantearnos muchas cosas. En las últimas décadas la ciencia ha empezado a «mirar por el microscopio» con más atención y hemos descubierto la gran importancia de los microorganismos que nos pueblan. Quizá unos de los más destacados son los que forman parte de nuestra microbiota.

La microbiota es el conjunto de microorganismos que habitan nuestro cuerpo, principalmente nuestro intestino. Este ecosistema, compuesto por trillones de bacterias, virus, hongos y otros microorganismos, es mucho más que un acompañante pasivo, es un órgano funcional en sí mismo, esencial para nuestra salud y bienestar.

Lejos de limitarse a ejecutar funciones digestivas, nuestra microbiota desempeña un papel crucial en una amplia gama de procesos: desde la regulación del sistema inmunitario hasta la síntesis de vitaminas y la protección frente a patógenos. Pero uno de sus aspectos más fascinantes es la influencia que tiene sobre las hormonas. Este «órgano invisible» actúa como un modulador clave de la comunicación entre el intestino y otros sistemas del cuerpo, incluyendo el endocrino.

En este capítulo exploraremos cómo la microbiota afecta a la producción, regulación y metabolismo de diversas hormonas, y cómo su equilibrio o desequilibrio puede repercutir en la salud hormonal, porque, aunque a menudo pasemos por alto su importancia, este microcosmos intestinal puede ser fundamental para mantener nuestras hormonas en sintonía. Una microbiota adecuada puede ayudarte a mejorar los niveles y la función de tu insulina, de tus hormonas tiroideas, a regular tus niveles de cortisol o de tu sueño a través de la optimización de tu melatonina y de tus niveles de triptófano. Son tantas las interacciones entre las hormonas y la microbiota que podríamos escribir un libro solo sobre ellas, pero de momento me voy a centrar en explicarte algunos grupos en concreto que considero de vital importancia para la salud.

Hormonas sexuales y microbiota

A estas alturas del libro, ya sabrás lo importantes que son los estrógenos y su equilibrio para la salud, principalmente la de la mujer. Por eso, ahora quiero que entiendas la labor de la microbiota en este asunto.

– **Metabolismo de los estrógenos y microbiota.** Los estrógenos, una vez utilizados en el organismo, son metabolizados en el hígado y excretados hacia el intestino en forma conjugada (inactiva) para ser eliminados. Sin embargo, en el intestino, ciertas bacterias producen la enzima β-glucuronidasa, que puede desconjugarlos, y por lo tanto reactivar estos estrógenos y permitir su reabsorción al torrente sanguíneo. Este proceso es parte de la circulación enterohepática de los estrógenos y está mediado por un conjunto específico de bacterias que llamamos estroboloma.[1] Una disbiosis intestinal, es decir, un desequilibrio en la composición de nuestro estroboloma, puede alterar la actividad de la β-glucuronidasa. Un aumento excesivo de esta enzima a veces conduce a una mayor reactivación y reabsorción de estrógenos, elevando sus niveles sistémicos. Por el contrario, una disminución en la actividad de la β-glucuronidasa suele resultar en una excreción aumentada de estrógenos, lo que reduce sus niveles en el organismo. Pues bien, ambas situaciones alteran el equilibrio hormonal y predisponen a diversas enfermedades muy frecuentes en nuestros días, como endometriosis, cáncer de mama o síndrome de ovario poliquístico.[2] Por otro lado, no solo la microbiota influye en las hormonas, sino que, a su vez, las hormonas sexuales, en especial los estrógenos, pero también la progesterona, modulan la

---

[1] Ervin, S. M., Li, H., Lim, L., Roberts, L. R., Liang, X., Mani, S. y Redinbo, M. R. Gut microbial β-glucuronidases reactivate estrogens as components of the estrobolome that reactivate estrogens, J. Biol. Chem., 6 de diciembre de 2019, 294(49): 18586-18599. doi: 10.1074/jbc.RA119.010950. Epub 2019 Oct 21. PMID: 31636122; PMCID: PMC6901331.
[2] Hsin-Yu Pai, Á., Yi-Wen Wang, Pei-Chen Lu, Hsien-Ming Wu, Jia-Ling Xu y Hong-Yuan Huang. Gut Microbiome–Estrobolome Profile in Reproductive-Age Women with Endometriosis, *International Journal of Molecular Sciences*, 2023, 24(22): 16301. <https://doi.org/10.3390/ijms242216301>.

composición de nuestra microbiota intestinal y vaginal. Y esto afecta a funciones inmunológicas y metabólicas claves en la salud femenina. Los cambios hormonales durante el ciclo menstrual, el embarazo o la menopausia alteran significativamente nuestra microbiota, lo que puede predisponer a las mujeres a padecer enfermedades como vaginosis bacteriana, obesidad o diabetes gestacional.[3] La menopausia, por ejemplo, es uno de los factores que alteran la microbiota vaginal y se ha demostrado que, junto con otros factores como la obesidad, puede predisponer a padecer cáncer de endometrio, que es uno de los cinco cánceres más frecuentes en las mujeres en nuestra sociedad.[4]

– **Testosterona y estilo de vida**. Las alteraciones en la microbiota intestinal también pueden asociarse con niveles bajos de testosterona, afectando la libido, el estado de ánimo y la función muscular. Aunque la relación entre la microbiota y la testosterona es un área de investigación emergente, estudios recientes sugieren esta conexión, ya que la microbiota intestinal podría influir en la regulación del eje hipotálamo-pituitario-gonadal, lo que afecta la producción de testosterona. Estos hallazgos respaldan la idea de que una microbiota equilibrada

---

[3] Graham, M. E., Herbert, W. G., Song, S. D., Raman, H. N., Shu, J. E., Gonzalez, P. E., Walther-Antonio, M. R. S. y Tetel, M. J. Gut and vaginal microbiomes on steroids: implications for women's health, *Trends in Endocrinology & Metabolism*, 2021, vol. 32(8). <https://doi.org/10.1016/j.tem.2021.04.014>.

[4] Walsh, D. M., Hokenstad, A. N., Chen, J., Sung, J., Jenkins, G. D., Chia, N., Nelson, H., Mariani, A. y Walther-Antonio, M. R. S. Postmenopause as a key factor in the composition of the Endometrial Cancer Microbiome (ECbiome), *Sci. Rep.*, 16 de diciembre de 2019, 9(1): 19213. doi: 10.1038/s41598-019-55720-8. PMID: 31844128; PMCID: PMC6915778.

es crucial para mantener niveles óptimos de testosterona y, por ende, una función sexual y muscular saludable.[5]

Hormonas intestinales y microbiota

Ahora que están tan de moda los fármacos que contienen análogos de GLP- 1 que ayudan a perder peso, es posible que hayas empezado a oír hablar por primera vez de los péptidos u hormonas intestinales. Y es que ya nadie discute la estrecha relación que existe entre el intestino y el cerebro. Tanto GLP-1 (un péptido similar al glucagón-1) como el PYY (péptido YY) son hormonas involucradas en la regulación del apetito y el metabolismo. Estas hormonas son secretadas principalmente por las células L del intestino delgado y grueso en respuesta a la presencia de nutrientes, y actúan como señales para reducir el hambre y ralentizar el vaciamiento gástrico.

La microbiota intestinal puede modular la secreción de estas hormonas mediante la fermentación de fibras dietéticas y produciendo ácidos grasos de cadena corta (AGCC). Por ello, una microbiota rica en bacterias productoras de AGCC, como *Bacteroides* y *Firmicutes*, puede potenciar la secreción de estos dos péptidos, favoreciendo un metabolismo eficiente y una mayor sensación de saciedad. Por el contrario, una disbiosis intestinal, caracterizada por una menor diversidad microbiana o un predominio de bacterias proinflamatorias, puede reducir la producción de AGCC y, en consecuencia, disminuir los niveles de dichos péptidos.

[5] Magill, R. G. y MacDonald, S. M. Male infertility and the human microbiome. *Front Reprod. Health.*, 9 de junio de 2023, 5:1166201. doi: 10.3389/frph.2023. 1166201. PMID: 37361341; PMCID: PMC10289028.

El aumento del consumo de alimentos vegetales ricos en fibras y prebióticos pueden restaurar la función de la microbiota intestinal, promoviendo una secreción adecuada de GLP-1 y PYY, lo que beneficiará el control de tu peso y tu equilibrio metabólico.

CÓMO MEJORAR NUESTRA MICROBIOTA

Nuestro estilo de vida y nuestros hábitos dietéticos influyen cada día en nuestra microbiota y conservarla está en nuestras manos. A continuación te daré algunos consejos para cuidar de tus hormonas protegiendo tu microbiota.

- **Consume una dieta rica en fibra.** Como acabo de comentar arriba, los alimentos ricos en fibra como las frutas, verduras, legumbres, cereales integrales y semillas son restauradores de la microbiota, así que métenlos en tu dieta tanto como puedas.
- **Incorpora alimentos fermentados.** Productos como yogur, kéfir, chucrut, kimchi y miso son fuentes naturales de probióticos, y ayudan a equilibrar la microbiota al introducir bacterias saludables en el intestino.
- **Consume alimentos ricos en almidones resistentes.** Estos almidones están presentes en alimentos como los plátanos poco maduros o en la avena, y en otros alimentos ricos en hidratos de carbono como las legumbres, el arroz, la pasta o las patatas, que si dejas que se enfríen una vez cocinados y los recalientas le-

vemente antes de comerlos, actúan como prebióticos al fermentar en el intestino grueso. Al enfriarse, parte del almidón se transforma en una forma que resiste la digestión en el intestino delgado, llegando intacta al colon, donde alimenta a las bacterias beneficiosas.

- **Reduce el consumo de alimentos ultraprocesados y con azúcares añadidos.** Los alimentos ultraprocesados y altos en azúcares favorecen el crecimiento de bacterias perjudiciales y reducen la diversidad microbiana en nuestro intestino.
- **Mantente físicamente activo y reduce el estrés.** El ejercicio regular aumenta la diversidad de la microbiota y promueve un ambiente intestinal saludable, mejorando la función metabólica e inmunitaria.
- **Evitar el uso innecesario de antibióticos.** Los antibióticos, aunque necesarios en ciertas ocasiones, pueden alterar significativamente la composición de la microbiota, así que limita su uso a indicaciones médicas justificadas.

Disruptores endocrinos

Los disruptores endocrinos (DE) son sustancias químicas presentes en nuestro entorno que alteran la función normal del sistema endocrino al interferir en la producción, liberación, transporte, metabolismo, unión, acción o eliminación de las hormonas.

Aunque conocemos más de 2.000 disruptores, seguramente existan bastantes más, ya que la cantidad de productos químicos que utilizamos en la actualidad y que no han sido estudiados a fondo es enorme.

Hoy en día, al hablar de DE nos referimos principalmente a químicos presentes en plásticos, como el bisfenol A o BPA o los ftalatos, además de sustancias presentes en pesticidas, cosméticos, detergentes o en alimentos ultraprocesados, como veremos más adelante.

Estos disruptores, al tener estructuras muy parecidas a las hormonas, son capaces de unirse a los receptores hormonales, impidiendo así que se unan las hormonas y que estas ejerzan sus funciones.

A estas alturas del libro ya sabes lo importantes que son las hormonas y su equilibrio para tu salud, por lo que te puedes imaginar lo dañina que puede ser la exposición continua a DE, que es la que tenemos actualmente casi todos, incluso desde antes de nacer. Cada vez se descubren más problemas de salud relacionados con la exposición a estas sustancias químicas. Veamos las más estudiadas.

Efectos prenatales y durante la infancia

- **Alteraciones hormonales:** los DE pueden alterar los niveles hormonales desde que estamos en el útero, afectando el equilibrio de estrógenos y andrógenos, lo que puede influir en el desarrollo sexual y en la programación hormonal futura. La exposición a DE, como ftalatos y bisfenol A (BPA), a veces afecta el desarrollo de los órganos reproductivos, provocando malformaciones como hipospadias (una anomalía en la uretra masculina) y descensos testiculares incompletos en los varones.

- **Trastornos del desarrollo cerebral**: la exposición prenatal y durante la infancia a DE se ha asociado con déficits cognitivos, trastornos del espectro autista y trastorno por déficit de atención e hiperactividad o TDAH.

Problemas reproductivos

- **Infertilidad y alteraciones en el ciclo menstrual**: la exposición a DE provoca alteraciones del ciclo y puede afectar a la fertilidad en ambos sexos. Muchos investigadores nos advierten de la disminución de la calidad del semen en hombres en las últimas décadas, que podría deberse a la exposición continuada a diversos DE.[6]
- **Pubertad precoz**: algunos DE similares a las hormonas sexuales se «acoplan» a los receptores de estas hormonas y activan antes de tiempo los procesos que esas hormonas deberían controlar, adelantando de esta manera la aparición de la pubertad en niñas y niños cuando su cuerpo no está todavía preparado para ello.

---

[6] Levine, H., Jørgensen, N., Martino-Andrade, A., Mendiola, J., Weksler-Derri, D., Jolles, M., Pinotti, R. y Swan, S. H. Temporal trends in sperm count: a systematic review and meta-regression analysis of samples collected globally in the 20th and 21st centuries, *Hum. Reprod. Update*, 1 de marzo de 2023, 29(2): 157-176. doi: 10.1093/humupd/dmac035. PMID: 36377604.

Alteraciones metabólicas

- **Obesidad y síndrome metabólico:** los DE pueden actuar como «obesógenos», alterando el metabolismo de las grasas o lípidos y de la glucosa o glucémico, lo que incrementa el riesgo de obesidad y diabetes tipo 2. Se ha observado que la exposición a ciertos pesticidas y compuestos industriales está relacionada con un mayor índice de masa corporal y resistencia a la insulina.[7]

Estas sustancias pueden alterar la producción, liberación, transporte, metabolismo o eliminación de las hormonas tiroideas, llevando a disfunciones como hipotiroidismo o hipertiroidismo. El embarazo y la infancia son dos periodos de gran vulnerabilidad para cualquier afectación de estas hormonas, ya que son fundamentales para el desarrollo cerebral.[8]

Cánceres hormonodependientes

- **Cáncer de mama, próstata, testículo y endometrio:** algunos DE, al ser similares a hormonas sexuales, estimulan proliferaciones celulares anómalas en tejidos sensibles a estas hormonas. También pueden alterar la síntesis y el metabolismo de algunas hormonas o

---

[7] Sánchez, P., Zanabria, M., Latorre, S., Calvache, J., Coy, A. y Rojas, W. Disruptores endocrinos y su camino hacia el desequilibrio metabólico, *Revista Colombiana de Endocrinología, Diabetes &Amp; Metabolismo*, 2020, 7(1): 38-42. <https://doi.org/10.53853/encr.7.1.567>.

[8] Pearce, E. N. Endocrine Disruptors and Thyroid Health, *Endocr. Pract.*, febrero de 2024, 30(2): 172-176. doi: 10.1016/j.eprac.2023.11.002. Epub 2023 Nov 11. PMID: 37956907.

modular los niveles de sus receptores, lo que incrementa el riesgo de desarrollar ciertos tipos de cáncer como el de mama, el de próstata, el de testículos o el de endometrio.[9]

Efectos en generaciones futuras o cambios epigenéticos

- **Fertilidad presente y futura**: la exposición a DE puede inducir modificaciones en la expresión de nuestros genes sin alterar la secuencia del ADN. Esto significa que estas sustancias pueden influir en procesos biológicos clave, como el metabolismo o el desarrollo, alterando la expresión genética. Estos cambios pueden incluso transmitirse a generaciones futuras, afectando la salud de los descendientes. Los órganos sexuales femeninos son muy sensibles al efecto de los DE. El aumento de la exposición continua a estas sustancias químicas altera la fertilidad actual de las mujeres y la de las futuras generaciones.[10] Y lo mismo sucede con los espermatozoides, que pueden sufrir alteraciones epigenéticas por exposición a DE como el bisfenol A, que reducen la fertilidad y que pueden ser transgeneracionales.[11]

---

[9] Modica, R., Benevento, E. y Colao, A. Endocrine-disrupting chemicals (EDCs) and cancer: new perspectives on an old relationship, J. *Endocrinol. Invest.*, abril de 2023, 46(4): 667-677. doi: 10.1007/s40618-022-01983-4. Epub 2022 Dec 16. PMID: 36526827.

[10] Rattan, S. y Flaws, J. A. The epigenetic impacts of endocrine disruptors on female reproduction across generations†, Biol. Reprod., 1 de septiembre de 2019, 101(3): 635-644. doi: 10.1093/biolre/ioz081. PMID: 31077281; PMCID: PMC6791056.

[11] Deba, S., Núñez, P. Efectos del bisfenol A en la reproducción masculina: estudios en modelos animales, *Medicina Reproductiva y Embriología Clínica*, 2018. <https://doi.org/10.1016/j.medre.2018.03.003>.

- **Cambios obesogénicos:** los cambios epigenéticos observados por exposición a DE podrían influir en el metabolismo energético predisponiendo ya desde la infancia e incluso a generaciones futuras al sobrepeso y a la obesidad.[12]

Cómo reducir la exposición a disruptores endocrinos

- Primero hay que localizarlos
Para poder evitarlos es importante que sepas localizarlos, ya que por desgracia ¡están por todas partes! Por eso, lo primero es saber encontrarlos:

1. **En alimentos:** los disruptores endocrinos están presentes en envases plásticos que contienen sustancias como el bisfenol A (BPA), utilizado en botellas, latas y otros recipientes para alimentos y bebidas. Estos compuestos pueden filtrarse al contenido, especialmente cuando se exponen a calor o se reutilizan. Además, los pesticidas utilizados en cultivos de frutas, verduras y cereales contienen químicos que permanecen como residuos en los alimentos, entrando en el organismo al ser consumidos.

2. **En cosméticos:** muchos productos de cuidado personal, como cremas, champús, maquillaje y desodorantes, contienen conservantes como los parabenos,

[12] Nettore, I. C., Franchini, F., Palatucci, G., Macchia, P. E. y Ungaro, P. Epigenetic Mechanisms of Endocrine-Disrupting Chemicals in Obesity. *Biomedicines*, 18 de noviembre de 2021, 9(11): 1716. doi: 10.3390/biomedicines9111716. PMID: 34829943; PMCID: PMC8615468.

que actúan como disruptores al imitar a las hormonas naturales, principalmente los estrógenos. Las fragancias sintéticas en perfumes y productos de higiene incluyen ftalatos, que interfieren en el sistema endocrino y se absorben a través de la piel o por inhalación.

3. **En el hogar**: en el entorno doméstico, los productos de limpieza contienen sustancias químicas volátiles que pueden actuar como disruptores, sobre todo en aerosoles y detergentes. Los textiles tratados con compuestos químicos y los muebles que incorporan retardantes de llama liberan partículas al aire, las cuales pueden ser inhaladas o depositarse en el polvo doméstico. Estos químicos tienden a acumularse en el cuerpo con el tiempo.

4. **En el agua**: los residuos farmacéuticos, como hormonas sintéticas de anticonceptivos o tratamientos hormonales, y químicos industriales presentes en vertidos de fábricas contaminan fuentes de agua. Aunque los sistemas de tratamiento eliminan parte de estos compuestos, algunos persisten en el agua potable y pueden entrar al organismo al ser consumidos.

- Una vez localizados, vamos a intentar evitarlos

Como he dicho antes, no dejan de aparecer nuevos disruptores endocrinos, y solo sobre este tema podríamos escribir un libro entero. Si te interesa, te aconsejo que te informes siempre a través de fuentes fidedignas y con una base científica sólida para no caer en fobias o miedos innecesarios. Cada día se investiga más y se limita o se prohíbe todo aquello que se demuestra que nos puede perjudicar, aunque es cierto que muchas veces las cosas van más lentas de lo que nos gustaría. Por eso, mis consejos para evitarlos son:

1. En alimentos:
- Evita plásticos para almacenar alimentos. Usa recipientes de vidrio, acero inoxidable o silicona de grado alimentario, especialmente para calentar comida en el microondas, ya que el calor libera BPA y otros químicos de los plásticos.
- Evita sartenes y utensilios de cocina con recubrimientos antiadherentes como el teflón, ya que contienen compuestos perfluorados (PFOA). Opta por alternativas más seguras, como los de acero inoxidable, hierro fundido, cerámica sin plomo o vidrio.
- Elige alimentos orgánicos: siempre que sea posible, opta por frutas, verduras y productos agrícolas certificados como libres de pesticidas.
- Lava y pela los alimentos: enjuaga bien frutas y verduras, y pela aquellas con cáscaras más expuestas a pesticidas.
- Minimiza los alimentos procesados: estos pueden contener aditivos químicos que actúan como disruptores.

2. En cosméticos:
- Revisa las etiquetas: aunque a veces por el tamaño de la letra es casi una misión imposible, busca productos libres de parabenos, ftalatos y fragancias sintéticas. Algunas incluyen términos como «sin químicos tóxicos» o «libre de parabenos». Busca también la etique-

ta ecológica de la Unión Europea o EU Ecolabel que te asegura que el producto cumple con estrictos criterios ambientales y de salud, incluida la limitación de disruptores endocrinos.

- Usa productos naturales u orgánicos: opta por cosméticos y productos de cuidado personal elaborados con ingredientes naturales certificados.
- Reduce la cantidad de productos: utiliza solo lo necesario y evita el exceso de cremas, perfumes o maquillajes que no vayas a usar.

3. En el hogar:
- Productos de limpieza ecológicos: elige alternativas naturales como bicarbonato, vinagre o detergentes biodegradables sin fragancias sintéticas ni amoniaco.
- Ventila regularmente: mantén una buena ventilación en casa para reducir la acumulación de compuestos volátiles en el aire.
- Selecciona muebles y textiles naturales: opta por muebles sin retardantes de llama químicos y textiles libres de tratamientos químicos. Revisa las etiquetas para verificar materiales seguros.
- Aspirado frecuente: usa aspiradoras con filtros HEPA para reducir el polvo que puede contener partículas de DE.

4. En el agua:
- Usa filtros de agua: instala sistemas de filtrado de carbón activado o de ósmosis inversa para eliminar residuos farmacéuticos y químicos.

- Evita botellas plásticas: opta por botellas reutilizables de vidrio o acero inoxidable para agua potable.
- Reduce el uso de productos que puedan contaminar el agua: deshazte adecuadamente de medicamentos caducados y evita tirar productos químicos por el desagüe.

EJERCICIO, DIETA, SUEÑO Y RELACIONES SOCIALES

Como habrás comprobado, nuestro estilo de vida tiene un gran impacto en nuestro equilibrio hormonal, ya que puede influir en la producción, en la regulación, en el metabolismo y en el uso de las hormonas de nuestro cuerpo. Llevar hábitos de vida saludables te pueden ayudar, no solo a mantener el equilibrio hormonal, sino a recuperarlo cuando se haya perdido. ¿No te parece increíble? Desde luego que lo es, y, si te preguntas qué hacer para mejorar en lo posible tu «universo» hormonal, te lo explico de forma sencilla. Tenemos cuatro pilares fundamentales que nunca debemos olvidar:

El sedentarismo no es una opción para tus hormonas

La actividad física tiene un impacto profundo en el equilibrio hormonal. Durante el ejercicio se estimula la liberación de endorfinas, también conocidas como las hormonas de la felicidad. Estas endorfinas, además de mejorar el estado de ánimo, reducen la percepción del dolor y el estrés. Es decir, nos ayudan a mantener a raya nuestros niveles de colesterol. Además, el ejercicio regular aumenta la sensibilidad a la insulina, lo que mejora nuestro metabolismo energético y nos ayuda a prevenir o a aliviar la diabetes tipo 2.

La actividad física regula también la leptina, una de las hormonas responsables de la saciedad. El deporte mejora la sensibilidad del cerebro a la leptina, incluso cuando los niveles hormonales disminuyen. Esto significa que el cuerpo se vuelve más eficiente al interpretar las señales de saciedad, ayudando a controlar el apetito y prevenir el sobrepeso. De hecho, muchas personas tienen menos hambre o menos ansiedad por la comida después de hacer ejercicio.

El deporte nos ayuda también a controlar el estrés y a evitar tener el cortisol crónicamente elevado. Recuperar este equilibrio favorece nuestro metabolismo, reduce la inflamación y mejora nuestro sistema inmunológico.

Por último, tanto en hombres como en mujeres los ejercicios de fuerza y los de alta intensidad contribuyen a un aumento de la testosterona y de la hormona del crecimiento, lo que favorece la síntesis muscular, el aumento de vitalidad y una mayor libido o deseo sexual.

Tus hormonas necesitan que comas bien

Una dieta rica en azúcares refinados, grasas trans o de mala calidad y alimentos ultraprocesados no es lo mejor para tus hormonas. Por un lado, porque este tipo de comida tan procesada produce grandes subidas de azúcar en sangre al ser digerida. Esto genera constantes picos de insulina, por lo que nuestro organismo intenta distribuir tanta glucosa por tus células que, a la larga, puede acabar en resistencia a la insulina y mayor probabilidad de desarrollar obesidad y diabetes tipo 2.

Y es que el exceso de grasa, especialmente la abdominal, no solo altera los niveles de insulina, sino que actúa como un órgano endocrino liberando sustancias inflamatorias que empeoran tu equilibrio hormonal.

Además, este tipo de alimentación puede desajustar tus ejes hipotálamo-hipofisarios, de los que ya hemos hablado en capítulos anteriores, y afectar así a hormonas clave en tu metabolismo, como las relacionadas con el estrés o con la fertilidad.

Además, este tipo de alimentos altera tu microbiota intestinal, lo que afecta al metabolismo de algunas hormonas, como los estrógenos, o a la producción de hormonas intestinales, como GLP1 o PYY, ya mencionadas en capítulos anteriores, que se relacionan con la saciedad y el control del peso.

Por todo ello, para fomentar que tus hormonas estén cuidadas, procura tener en cuenta esto cuando pienses en tu dieta:

- **Come lo que necesitas**: una dieta equilibrada no solo proporciona los nutrientes necesarios para la producción hormonal, sino que también protege contra los efectos negativos del sobrepeso o del bajo peso. Un exceso de grasa corporal desregula hormonas como la leptina, la insulina o los estrógenos, pero un déficit excesivo de grasa, como ocurre en casos de restricción calórica severa o bajo peso, puede reducir drásticamente las hormonas sexuales como estrógenos y testosterona, produciendo alteraciones menstruales en las mujeres, pérdida de densidad ósea, fatiga y problemas de fertilidad.

- **Alimentos ricos en fibra**: las frutas, verduras, legumbres y cereales integrales alimentan a las bacterias intestinales beneficiosas, favoreciendo una microbiota saludable y equilibrada. Esto ayuda a regular la producción de hormonas intestinales, como la grelina, relacionada con el hambre, y la leptina, relacionada con la saciedad.

- **Grasas saludables**: consumir ácidos grasos omega-3 presentes en el pescado, en las algas, en frutos secos, en semillas como chía o en la quinoa, no solo reduce la inflamación sistémica, sino que también mejora la sensibilidad a la insulina y regula las hormonas tiroideas.

- **Antioxidantes y polifenoles**: una dieta rica en vegetales diversos te aporta antioxidantes y sustancias tan beneficiosas para tus células como los polifenoles, los pigmentos, las vitaminas y tantos otros. Alimentos tan variados como los frutos rojos, el aceite de oliva virgen, semillas como el cacao, especias como la cúrcuma o tubérculos como el jengibre son ricos en compuestos que protegen a las células del daño oxidativo y mejoran el metabolismo hormonal. Que no le falten vegetales a tu dieta.

- **Alimentos fermentados**: incorporar alimentos fermentados ricos en microorganismos vivos como el yogur natural, el kéfir, el chucrut, el kimchi, el tempeh o el miso en tu dieta contribuye a que tengas una microbiota diversa y saludable, esencial para tu metabolismo hormonal.

Dormir no es perder el tiempo

El sueño es una función biológica esencial. Durante el descanso, el cuerpo realiza procesos fundamentales como la reparación celular, la eliminación de toxinas cerebrales y el mantenimiento de nuestro equilibrio metabólico. Pero es que, además, el sueño es un regulador fundamental del sistema endocrino e influye en las hormonas que controlan el estrés, el apetito, el crecimiento y la función reproductiva.

Dormir mal puede desajustar nuestras hormonas y afectar a nuestro peso, a nuestra energía y a nuestro estado emocional. Y es que, piénsalo, si la naturaleza nos ha diseñado para dormir un tercio de nuestra vida, es porque este proceso es indispensable para nuestra salud y bienestar.

Las hormonas que más se benefician de tu sueño son:

- **Melatonina**: también conocida como la hormona del sueño. Se produce en el cerebro, en la glándula pineal, y regula los ciclos de sueño-vigilia. Un descanso adecuado optimiza su producción. Todos sabemos lo que alteran el sueño los viajes largos, los cambios de horarios o los trabajos por turnos... Todas estas cosas alteran la producción de melatonina, así que intenta que tu sueño sea lo más regular posible.
- **Serotonina**: precursora de la melatonina, se ve favorecida por el descanso adecuado y contribuye a mejorar el estado de ánimo y la estabilidad emocional.
- **Hormonas sexuales**: un buen descanso nocturno contribuye a la correcta producción de testosterona en

hombres y de estrógenos y progesterona en mujeres. Durante el sueño, especialmente en las fases de sueño profundo y REM, se producen picos en la liberación de estas hormonas. Por ejemplo, los niveles de testosterona suelen ser más altos durante el sueño REM, y la falta de sueño puede reducir significativamente su producción, afectando a la energía, el estado de ánimo y la salud muscular en los hombres. En las mujeres, las fluctuaciones en los niveles de estrógeno y progesterona a lo largo del ciclo menstrual también influyen en los patrones de sueño, y una alteración en el descanso puede, a su vez, afectar la regulación de estas hormonas. Por otro lado, la caída de hormonas sexuales de la menopausia produce alteraciones del sueño, que suelen mejorar con tratamiento hormonal de reemplazo.

- **Hormona del crecimiento**: durante el sueño profundo, el cuerpo produce niveles óptimos de esta hormona, esenciales para el crecimiento y maduración de los órganos en niños y adolescentes. De ahí que nos insistieran tanto nuestros padres de la importancia de dormir para crecer. No iban desencaminados, ya que una privación de sueño puede afectar negativamente al crecimiento.[13] Pero, además, esta hormona es muy importante a lo largo de toda nuestra vida, porque se encarga de la regeneración muscular, la

---

[13] Van Cauter, E. y Plat, L. Physiology of growth hormone secretion during sleep, *J. Pediatr.*, mayo de 1996, 128(5 Pt 2): S32-7. doi: 10.1016/s0022-3476(96)70008-2. PMID: 8627466.

síntesis proteica y la movilización de las grasas. Y nos ayuda a mantener la densidad ósea y la función cardiovascular.

Hay bastantes estudios que sugieren que la falta de sueño modifica, incluso a corto plazo, la regulación metabólica. Dormir mal puede incitarte a comer más, sobre todo alimentos ricos en carbohidratos y dulces, contribuyendo, por tanto, al sobrepeso y la obesidad.[14]

Tus relaciones mejoran tus hormonas

Las relaciones sociales no solo impactan en nuestro bienestar emocional, sino que también regulan nuestras hormonas, influyendo en el estrés, el estado de ánimo y el metabolismo. Fomentar relaciones saludables y compartir momentos con quien más te apetezca es clave para tu equilibrio hormonal y para tu felicidad.

Hay un estudio muy interesante que se inició en Harvard en 1938 con estudiantes universitarios y con jóvenes de clases menos favorecidas que ha analizado a lo largo de ochenta años los factores que influyen en la felicidad y la salud a largo plazo. Concluye que las personas que se sienten mejor y más felices son, en general, las que tienen mejores relaciones sociales. Y esta sensación de bienestar era independiente de otros factores que solemos considerar más importantes, como la

[14] Reutrakul, S. y Van Cauter, E. Sleep influences on obesity, insulin resistance, and risk of type 2 diabetes. *Metabolism*, julio de 2018, 84: 56-66. doi: 10.1016/j.metabol.2018.02.010. Epub 2018 Mar 3. PMID: 29510179.

fama o la riqueza.[15] Así que, abrazar, conversar, divertirte y reírte con tus seres queridos no solo mejora tu estado emocional, sino que también protege tu salud hormonal a largo plazo. Estas son algunas de las hormonas que pueden mejorar o empeorar con tus relaciones sociales:

- **Oxitocina**: también llamada la hormona del vínculo o de la felicidad, que se libera con el contacto físico y la conexión emocional. Esta hormona aumenta cuando abrazas a alguien, cuando conversas y miras a la cara de otra persona. Es la hormona que, cómo te expliqué en capítulos anteriores, ayuda a establecer el vínculo madre/bebé. Tener valores elevados de esta hormona te ayuda a reducir tu carga de estrés y a fortalecer tus vínculos afectivos y sociales.
- **Cortisol**: sin embargo, el aislamiento y la falta de apoyo social aumentan el estrés crónico, afectando la salud metabólica y mental. La sensación de soledad puede darse también en personas que no están solas. Es importante, por lo tanto, que nos sintamos útiles y acompañados, vivamos o no en soledad. Tener gente alrededor no es sinónimo de no estar solo.
- **Serotonina y dopamina**: las interacciones positivas elevan estos neurotransmisores, mejorando el estado de ánimo y la motivación.

[15] Atherton, O. E., Graham, E. K., Dorame, A. N., Horgan, D., Luo, J., Nevarez, M. D., Ferrie, J. P., Spiro, A., Schulz, M. S., Waldinger, R. J., Mroczek, D. K. y Lee, L. O. Is there intergenerational continuity in early life experiences? Findings from the Harvard Study of Adult Development, *J. Fam. Psychol.*, diciembre de 2023, 37(8): 1123-1136. doi: 10.1037/fam0001144. Epub 2023 Aug 24. PMID: 37616090; PMCID: PMC10841087.

- **Endorfinas**: la risa y el contacto social estimulan su liberación, generando placer y reducción del dolor.

Nuestras hormonas y nuestro estilo de vida están profundamente conectados, e influyen en nuestra salud física, emocional y mental más de lo que imaginamos. Tener esta información no es solo útil, sino esencial para tomar decisiones que ayuden a nuestro organismo a funcionar mejor cada día. Pequeños cambios pueden marcar una gran diferencia. ¿Empezamos?

Epílogo

¿No te parece increíble?

EL LENGUAJE OCULTO DE NUESTRO CUERPO

Empiezo el último capítulo de este libro con el que me he vuelto a «enamorar» del maravilloso mundo de las hormonas. Como endocrinóloga, si hay algo que en este texto he querido que aprendas, es que las hormonas son mucho más que sustancias reguladoras del metabolismo o la reproducción: son el lenguaje oculto de nuestro cuerpo, los mensajeros silenciosos que dictan cómo nos sentimos, pensamos y reaccionamos ante la vida. Quiero que sepas que desde el momento en que nacemos hasta nuestra última respiración, nuestras funciones vitales están influenciadas por ellas. No importa la edad ni el género, nos acompañan en cada etapa, moldean nuestra energía, nuestra capacidad de concentración, nuestro estado de ánimo y nuestra salud en general.

Al leer este libro entenderás por qué hay días en los que te sientes imparable y otros en los que no puedes con tu vida.

Y también entenderás por qué es tan importante descansar, evitar peleas y no pasarte el día corriendo para que las cosas salgan mejor. La respuesta está en este sistema endocrino fascinante que, muchas veces, olvidamos escuchar.

Las hormonas han sido fundamentales para nuestra evolución y nuestro desarrollo como especie humana. Y alterar su equilibrio puede perjudicar nuestra evolución y nuestro día a día.

Por ejemplo, el cortisol, la adrenalina y la testosterona nos han permitido evolucionar y luchar para adaptarnos a nuestro entorno y siguen siendo fundamentales para afrontar el día a día. Pero también sabemos que el exceso de ambición, competitividad y agresividad pueden acabar con nuestro estado de bienestar.

Por otro lado, hormonas como la oxitocina o los estrógenos han favorecido el desarrollo de vínculos sociales y estabilidad emocional y hoy en día siguen haciéndolo. Un buen abrazo o una reunión con seres queridos tienen tanto efecto terapéutico como los mejores fármacos. Aislamientos forzados como el que pasamos con la COVID alteraron los equilibrios hormonales de muchas personas y en la actualidad muchas sufren todavía las consecuencias.

La insulina, la leptina y un gran número de hormonas intestinales regulan nuestro metabolismo y nuestra relación con la comida, pero este equilibrio metabólico tan importante se ha alterado en muchas personas por la gran facilidad que tenemos en nuestra sociedad para obtener alimentos y por la proliferación de productos ultraprocesados que elevan nuestros niveles de dopamina y nos impiden parar de comer.

En definitiva, todo lo que somos —nuestras emociones,

nuestro bienestar, y la salud mental y física— depende en gran medida del equilibrio hormonal. Y, cuando ese equilibrio se rompe, las consecuencias pueden resentir cada aspecto de nuestra vida. Hoy sabemos que muchas enfermedades que antes se trataban de manera aislada pueden tener un fuerte componente hormonal: la depresión, el insomnio, la ansiedad, el envejecimiento prematuro, el aumento de peso y la fatiga crónica pueden ser señales de que algo en nuestro sistema endocrino necesita atención. Entender todo lo que nuestro cuerpo nos cuenta y actuar sobre él es la clave para una vida más plena y saludable. Ahora, después de leer este libro, entenderás mucho mejor el lenguaje de nuestro cuerpo. Te invito a que lo escuches con cariño.

LO QUE ESTÁ POR VENIR: EL FUTURO DE LA ENDOCRINOLOGÍA

Ahora mismo nos encontramos en un momento apasionante para la medicina hormonal. Durante décadas, el estudio de las hormonas ha permitido tratar trastornos como la diabetes, el hipotiroidismo o el síndrome de ovario poliquístico. Pero el futuro de la endocrinología va mucho más allá. La combinación de genética, inteligencia artificial y biomarcadores avanzados está dando paso a una era de medicina «personalizada», en la que los tratamientos ya no serán estándares para todos, sino que se ajustarán a las necesidades individuales de cada paciente.

La posibilidad de realizar análisis hormonales en tiempo real mediante dispositivos portátiles o sensores subcutáneos permitirá detectar desequilibrios antes de que se conviertan en enfermedades. Imagina un futuro en el que con solo un análisis de saliva sepas si tu estrés está afectando a tu metabolismo, si tu testosterona está influyendo en tu estado de ánimo o si necesitas una suplementación hormonal antes de que aparezcan los síntomas de un déficit.

Otro campo en plena revolución es la terapia hormonal personalizada. Mientras que hace años los tratamientos eran genéricos y muchas veces con efectos secundarios indeseados, hoy sabemos que cada persona responde de manera diferente. En mujeres, la terapia hormonal en la menopausia ya no se centra solo en aliviar sofocos, sino en proteger la salud cardiovascular, ósea y cerebral. En hombres, la reposición de testosterona en la andropausia está demostrando beneficios en energía, composición corporal y bienestar mental, desmintiendo mitos que durante años limitaron su uso.

Este avance nos lleva a una conclusión clave: no se trata solo de vivir más, sino de vivir mejor. La medicina del futuro se enfocará en prevenir enfermedades hormonales antes de que ocurran, optimizar la calidad de vida y permitir que el envejecimiento no sea sinónimo de deterioro. Y todo esto gracias a la comprensión cada vez más profunda de nuestro sistema endocrino.

Es hora de tomar el control: conocer tus hormonas mejora tu vida

Si algo quería enseñarte con este libro es que conocer tus hormonas es conocer tu cuerpo. Sabemos que nuestro bienestar depende en gran parte de nuestra alimentación, del ejercicio o incluso de la genética, pero ahora también has aprendido que el equilibrio hormonal es fundamental. En nuestro organismo, todo está interrelacionado y las hormonas de algún modo afectan a nuestro estilo de vida y nuestra salud, de la misma manera que nuestros hábitos y nuestra salud física y mental puede a su vez afectar a nuestras hormonas.

Conocer más de nuestras hormonas nos empodera. Entender cómo el estrés prolongado altera tu equilibrio hormonal te permite tomar decisiones para gestionarlo mejor. Saber que la testosterona influye en la confianza y la motivación cambia la manera en que percibes tus propios estados emocionales. Comprender que la menopausia y la andropausia no son el final, sino una transición en la que podemos intervenir nos da la oportunidad de vivir con plenitud todas las etapas de la vida.

Por eso, la clave está en escuchar a tu cuerpo, conocer mejor las hormonas y actuar en consecuencia. Los síntomas hormonales no son una condena, sino señales que nos indican lo que necesitamos ajustar. La fatiga constante no siempre es falta de sueño; la ansiedad puede tener un componente endocrino; el aumento de peso quizá no sea solo cuestión de dieta. Cuando aprendemos a reconocer el papel de nuestras hormonas en todo esto, tomamos el control de nuestra salud de una manera más efectiva. Y siempre, en caso de dudas o si sospechas alguna patología, no te dejes engañar por «cantos de sirenas» y deja que los profesionales te ayudemos, te asesoremos y te tratemos cuando sea necesario.

Ahora que conoces este maravilloso mundo, tienes en tus manos una herramienta poderosa. No necesitas ser endocrinólogo para entender que lo que comes, cómo duermes, cómo gestionas el estrés y qué hábitos adoptas influyen directamente en tu bienestar hormonal. Pequeños cambios pueden marcar grandes diferencias: dormir mejor para regular el cortisol, mantener una alimentación rica en nutrientes esenciales para optimizar tu producción hormonal, gestionar el estrés para equilibrar la insulina y la leptina, hacer ejercicio para potenciar la testosterona y la hormona del crecimiento.

A pesar de todos los avances que hemos logrado como sociedad, hemos perdido de vista una verdad fundamental: seguimos siendo animales. La comodidad y la inmediatez nos han alejado de nuestra propia biología, desconectándonos de la naturaleza y de nuestra naturaleza. En nuestra obsesión por el placer instantáneo, hemos creado alimentos que no nutren, aromas artificiales que nos intoxican y sustancias químicas que, sin darnos cuenta, alteran nuestro equilibrio hormonal y nos enferman. Nos hemos apartado de los ritmos naturales que durante milenios guiaron nuestra salud y bienestar, ignorando que cada hormona en nuestro cuerpo responde a señales que la evolución diseñó con precisión. Pero aún estamos a tiempo de rectificar. El conocimiento es nuestra mejor herramienta: cuanto más entendamos cómo funcionan nuestras hormonas y cómo interactúan con nuestro entorno, más podremos tomar decisiones que nos devuelvan la salud y el equilibrio.

Espero que conocer tus hormonas te ayude a cuidarlas.